图解

内经养肺经

主编　朱晓琳

副主编　孙沛泽　黄春霞

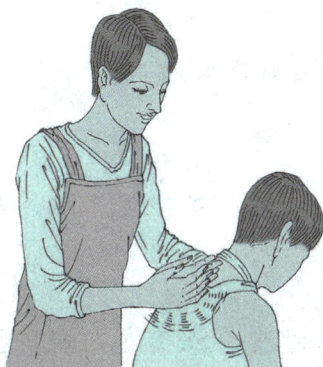

中国科学技术出版社

·北 京·

《图解内经养肺经》
编委会

主　编：朱晓琳

副主编：孙沛泽　黄春霞

编　委：（以姓氏笔画为序）

丁　恰　于　曦　马　祥　马寅中

王　静　王晓民　卢　虹　曲　森

吕梦瑶　任　然　孙顾心　宋　超

陈为波　陈玉龙　陈国强　赵　点

赵　晨　黄　苹　韩　莹

前 言

《黄帝内经》载："肺者，相傅之官，治节出焉。""相傅之官"相当于古时的宰相，协助心脏这个"君主"调养我们的身体。"治节出焉"就是帮助治理朝政，有"节制""调理"的意思。"肺为华盖"，华盖为古代帝王所乘车子的伞形遮蔽物，在此引申为肺的位置最高，居于诸脏腑之首。可见，肺在五脏中的地位是相当重要的。

而如今，我们时常可以听到一些肺患病友的痛楚之声：

肺不能自由呼吸！感觉肺很累不想动的样子！

总是要人为地去让肺呼吸！如果专注做别的事呼吸就停了。

时不时地想用手去拍一拍自己的"闷胸"。白天受胸闷的困扰，晚上冒着呼吸暂停的危险过活。

胸闷就像影子跟着我，好痛苦！偶尔一次深呼吸，却让我万般难受！尤其是深夜的时候更难受。那种"随时被憋死的感觉"，连医院也无法查出真正的病因……

让我们看一看那些对肺有过伤害的环境因素：

肺是大气污染的受害者；肺是吸烟的受害者；肺还是灰尘的受害者；肺更是天气变化的受害者……

面对如此危机四伏的大环境，我们该如何保护这个在古时候就担当"相傅之官，能朝百脉"的娇肺呢？

首先我们要知己知彼，方能百战百胜，唯有运筹帷幄，才能决胜千里。因此在本书第一章及第二章详细介绍了这位"相傅之官"的生理特性、主要功能，以及肺与其他脏腑之间的重要关系。另外，还特意介绍了亚健康状态下的肺、肺部健康自测表等。待我们对肺有了全面的了解、认识之后，就要按"时"养肺。"时"，用埃克哈特·黑恩教授的话来形容就是："人体内的每一个进程都按照其周期运行。"而且《黄帝内经》早在2500多年前就表明，"只要能遵循生物钟来生活和工作，就能最好地按'时'养生"。以此将身体的最大效能发挥出来，使人们的生活更科学、更健康。

在第三章，我们重在按两"时"来养肺，其一，寅时。其二，四时（春、夏、秋、冬）。寅时，人体气机由肺经开始，而肺经当令则在寅时。寅时是凌晨的3—5点，日夜在交替，天地之气也在阴转阳。此时全身气血都流注肺经，肺经当令。此时，气血运行到肺，肺经活动旺盛，将肝脏储藏的新鲜血液输送到百脉，为迎接新一天的到来做准备。肺就担负起"均衡天下"的责任，对全身的气血进行重新分配……这就是寅时养肺的重要原因。另外，四时养肺（秋为重，春、夏、冬为辅）也不容忽视。从中医的五行学说来分析，肺属金，秋天是肺气最旺、功能最强的时候。清肺养肺最理想的方法莫过于借天时来养肺。

然而面对"一贯娇嫩却责任重大的"肺，在日常生活中，我们又会不经意地打扰它、伤害它，让它遍体鳞伤。如吸烟伤肺，雾霾天气，有事没事就爱多愁善感，导致肺气宣泄……生活中类似伤肺的事儿太多了，造成的伤害也深。为此，第四章重在讲解养肺护肺，当从生活细节入手。

当肺的宣肃功能失调后，是打针还是吃药？这时有人说，是药三分毒，我既不想吃药又不想打针，难道就没有其他的方法吗？有。第五章介绍的按摩推拿疗法既方便、安全，疗效又好。同时针对常见肺病，我们选编了部分常见、有效、独具特色的偏方秘方，其药源易得、使用极其方便、价格低廉且疗效显著。

《图解内经养肺经》的出版特色就是采用通俗、易懂的精美手绘图解方式，与当下实际生活结合，在病情的自我检测、经络、运动、饮食、日常起居、常见病症治疗等方面进一步精辟地阐释中医巨典《黄帝内经》中的养肺理论。

最后，由衷希望每位读者能够轻松开通《黄帝内经》这个广袤、肥沃之地的道路，排除万难，让我们的肺悠然自得、悠然至美、悠然至真地呼吸！

编　者
2025年5月10日

目 录

第 一 章

认清肺脏好养生

第 二 章

调养五脏平衡，百病不侵

第 三 章

顺"时"养肺，让你事半功倍

第 四 章

摒弃陋习不伤肺，护肺妙方亦美颜

第 五 章

肺病的经络按摩推拿疗法

第 六 章

治疗肺病的偏方秘方

第一章

认清肺脏好养生

❀ ❀ ❀ ❀ ❀ ❀ ❀

　　说起我们的娇脏——肺，或许人们都知道肺居胸腔，左右各一，上接气管、咽喉，与鼻相通。而巨典《黄帝内经》将肺视为"相傅之官"，"相"即宰相，"傅"即师傅。也就是身为君主之师。在诸脏腑中，肺位最高，故称"华盖"。由于肺叶娇嫩，不耐寒热，易被邪侵，故又称"娇脏"。

　　目前，因急性上呼吸道感染、急性气管炎、支气管炎、肺炎、哮喘发作等就医的患者很多。为此，彻底认识我们的肺、保护好娇肺变得尤为重要。

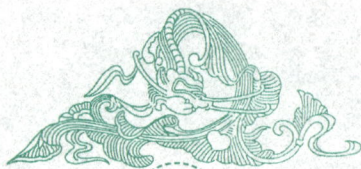

1

《黄帝内经》论肺的生理功能

　　《素问·灵兰秘典论》载："肺者，相傅之官，治节出焉。""相傅之官"是古代一种官称。《黄帝内经》将五脏当作中央官员，把六腑当作地方官员。六腑官员一般都要到基层工作，工作内容也非常细致；中央官员虽说不直接创造价值，但是往往起到很大的作用，它们能够权衡治理、统摄大局。假如人的身体没有这种统摄功能，就会生病。《黄帝内经》认为五脏为贵，六腑为贱。人体五脏中，"心"的地位最尊贵，为"一国之君"。而肺为"相傅之官"，"相"即宰相，"傅"即师傅。人体五脏中，虽然心地位最高，但是从人体解剖方面来讲，肺居最高位，所以肺可以担当君主的军师，类似姜子牙、刘伯温、诸葛亮这样神机妙算的人物。肺主管"治节出焉"，意思是唯有肺的功能正常发挥，人的气机才能表现得正常。同时，也说明一点：肺是人体中很重要的器官，就如同贤臣宰相对于一个国家的重要性一样，往往对全身的生理功能起着重要的调节作用。在此，我们来详细了解一下《黄帝内经》对肺的生理作用的相关介绍。

肺主气、司呼吸——吸清排浊，吐故纳新

　　提起"气"字，有一点需我们明白，就是中医学中谈到人体之"气"与日常生活中的"气"有实质的区别。人体之气，一般来源于精气（父母的先天精气和存在于自然界的精气）、谷气（饮食中的营养物质），进而通过肺、脾胃和肾等脏器生理功能的综合作用结合而成。

　　肺居胸腔，左右各一，上接气管、喉咙，与鼻相通。在诸脏腑中，肺位最高，故称"华盖"。由于肺叶娇嫩，不耐寒热，易被邪侵，故又称"娇脏"。

肺解剖图

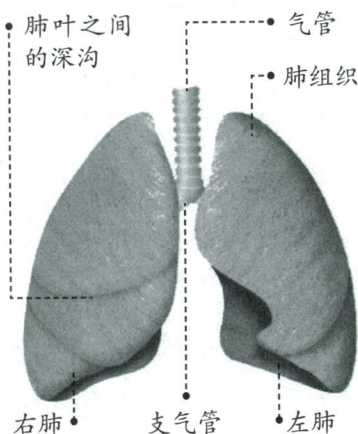

- 肺叶之间的深沟
- 气管
- 肺组织
- 右肺
- 支气管
- 左肺

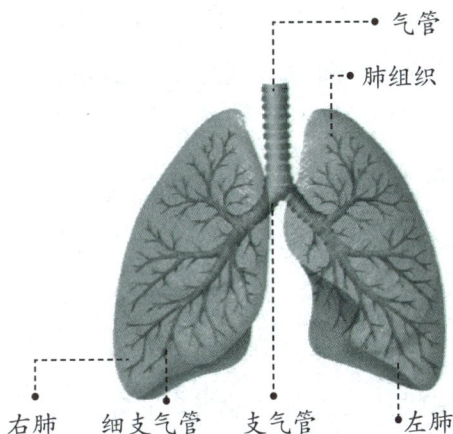

- 气管
- 肺组织
- 右肺
- 细支气管
- 支气管
- 左肺

　　肺位于胸部两侧，均与支气管相连。肺具有柔软的、海绵状的构造，在呼吸时可伸展并舒张。肺由被称为裂的深沟分成几部分，每部分各称一叶，右肺有两个裂，而左肺仅有一个。

　　肺内部的气道就像一棵树的枝杈。支气管不断分支，越来越细。最细的分支称为细支气管。最细的甚至比头发还细。每条细支气管末端是一团细小的被称为肺泡的囊。

肺为帝王之师

　　《黄帝内经》认为五脏为贵，六腑为贱。而五脏中，"心"的地位最尊贵，为"一君之主"。而肺为"相傅之官"，"相"即宰相，"傅"即师傅。所以肺可以做君主的军师，就好比姜子牙、刘伯温、诸葛亮这样的人物。

　　肺为华盖，为古代帝王所乘车子的伞形遮蔽物，在此引申为肺的位置最高，居于诸脏腑之首。

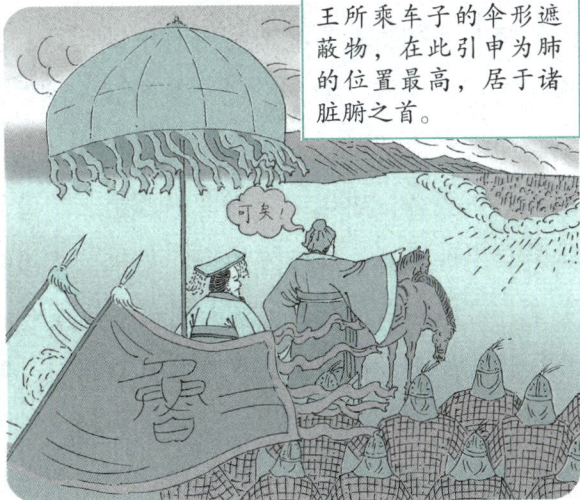

（1）气的生理功能

俗话说："人活一口气，佛争一炷香。"意在表明人体之气是人的生命运动的根本和动力。正如《黄帝八十一难经·第八难》载："气者，人之根本也"。气的生理功能主要表现在以下几方面。

推动与调控作用。气的活力很旺盛，具有很强的生理激发效应。它对人体的生长发育、生殖，以及各脏腑、经络、组织器官的生理活动，包括饮食的消化吸收，糟粕的排泄，血液的生成和运行，津液的生成、输布和排泄等，均起着很大的推动作用。而这些方面的生理活动，又是分别由有关脏腑之气推动的。如果某些脏腑因气虚所产生的推动力不足，则会影响机体的生长发育和生殖，减弱各脏腑、经络、组织器官的生理活动，从而导致消化吸收功能减退，血液的生成不足或运行迟缓，津液的生成不足或输布排泄失常等病变。

人体各脏腑的活动功能要协调平衡，既无太过，亦无不及，才能保障气的调控功能发挥正常。阳气发挥着推动、兴奋和升发作用，阴气发挥其宁静、抑制和肃降作用。阴阳二气只有功能协调，才能维持人体的生命活动井然有序。

温煦与凉润作用。人体的阳气不仅是产生热量的物质基础，而且具有温养作用。气的温养作用通常体现在以下三方面：①温煦有关组织器官来维持恒定体温。②营养全身各组织器官以维持其生理活动。③维持血液和津液等液态物质有序地运行和正常代谢。如果气的温养作用得不到保障，就会出现体温偏低，脏腑、经络等组织器官功能低下，血液和津液运行迟缓等病变。正如《黄帝内经·素问·刺志论》载："气实者，热也；气虚者，寒也。"意思是如果气太过旺盛，机体就会出现发热、烦躁等热象；如果气太过虚弱，则会导致温煦功能失常，机体得不到温养，从而出现喜热畏寒、四肢不温等寒象。

防御作用。正气对邪气往往具有抵抗、防御作用。正气能护卫全身肌表，防御外邪的入侵。《黄帝内经·素问·评热病论》载："邪之所凑，其气必虚。"也就是说，气虚则会导致气的防御功能下降，

对于人体来说，气就像太阳，推动着身体各部位的运行，并驱除湿邪，保证身体健康。一旦气机失调，就会引发各种疾病。

人体之气的来源

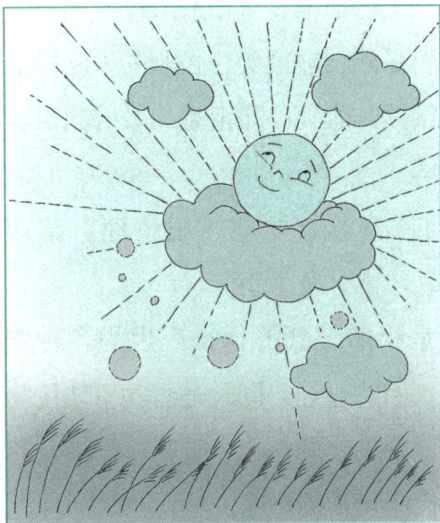

存在于自然界的精气

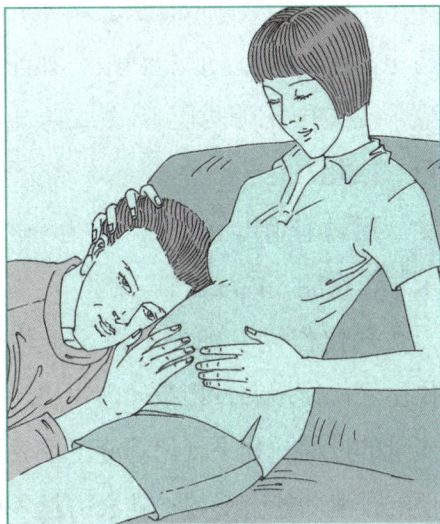

受于父母的先天之气

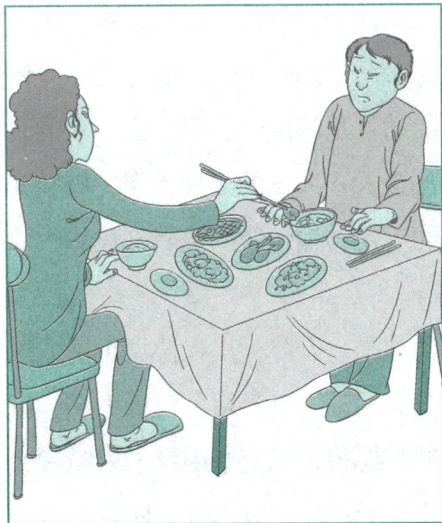

脾胃运化而来的水谷之气

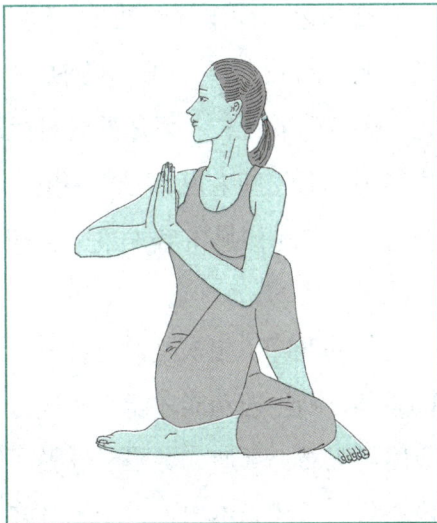

通过肺、脾胃和肾等脏器的生理功能，如呼吸的综合作用结合而成

从而为邪气入侵提供了较多的机会。邪气一旦入侵就会产生疾病，正气与邪气必定会相互抗衡，正气足而邪气虚，则会驱邪外出或战而胜之，会阻止邪气对机体的进一步损害，促进恢复健康。若正气虚弱，防御功能减弱，自然抵抗力下降，继而使病毒或细菌等侵入人体，罹患疾病。

固摄作用。气对血液、津液等液态物质具有固护、统摄、控制的作用，以防止其无故流失。具体表现在固摄血液，可使血液循脉而行，防止其逸至脉外；固摄津液，如汗液、尿液、唾液等，控制其分泌排泄量，使其有节制地排到体外。除此，精液与大便的排泄也与气的固摄作用有很大的关系。

营养作用。"气"作为一种物质营养，既能"肥腠理，荣四末"，又能"内注五脏六腑"，营养人体内外及上下。

气化作用。通俗来讲，气化就是指通过气的运行产生的各种变化。气化作用的过程指体内物质新陈代谢的过程，同时是将物质转化为能量的过程。如果气化功能出现故障，则食物的消化、吸收，津液及粪便的排泄功能会受损，就会引起各种代谢异常的病变。

（2）**气的升降、出入运动形式**

气的运动称作"气机"。气机的运动形式有4种，即升、降、出、入。而气的升、降、出、入则是人体生命活动的根本。气的运动一旦停止，则意味着死亡。机体的各种生理活动都是气的升、降、出、入的具体体现。对于肺来说，呼气为出，吸气为入；人体的津液代谢，概括其全过程，就是以肺的宣发肃降、脾胃的运化转输、肾的蒸腾气化和吸清排浊来完成的。

气的升降、出入是对立统一的运动结果。升降、出入协调平衡，气机通畅，则生理功能才能正常运行。气的运动一旦受阻，气机失调，就会出现气滞、气逆、气陷、气脱、气郁等症状。《黄帝内经·六微旨大论》载："故无不出入，无不升降。化有大小，期有远近，四者之有，而贵常守，反常则灾害至矣。"也就是说，气的升、降、出、入无处

　　人类与自然界息息相关，而维持生命活动的根本，就在于把握生命之气与自然相通的规律，其关键所在就是遵循气的运行规律，顺应自然界的变化，与神明通达。

平衡阴阳之气的重要性

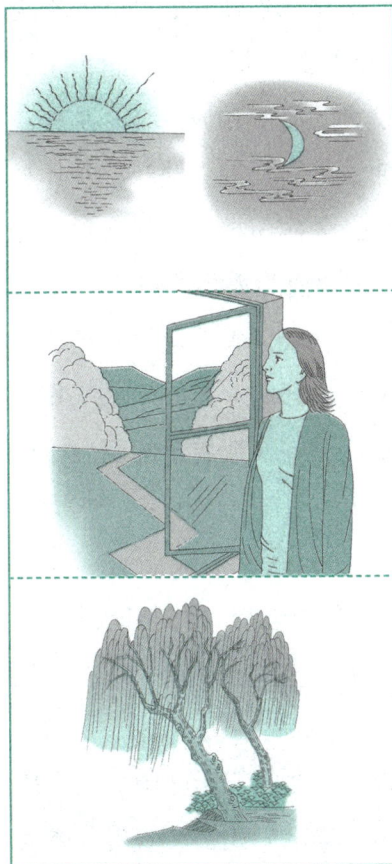

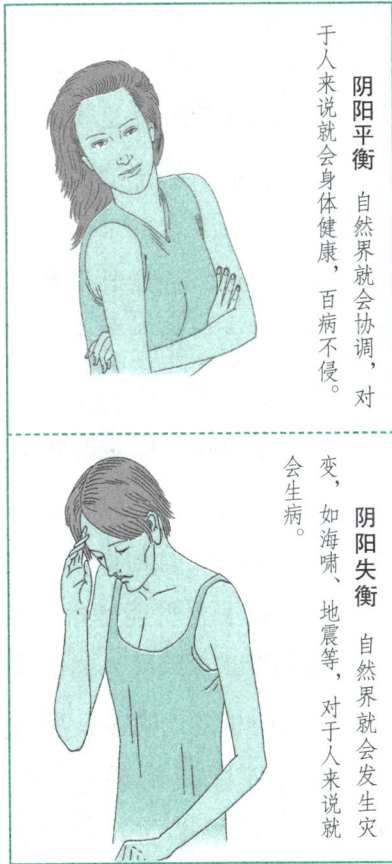

阴阳平衡　自然界就会协调，对于人来说就会身体健康，百病不侵。

阴阳失衡　自然界就会发生灾变，如海啸、地震等，对于人来说就会生病。

　　生命之气与自然界的阴阳变化息息相通。只有顺应阴阳变化调养精神，才能保证体内阴阳之气调和，确保身体不受外邪所侵。

不有，从局部来看有所侧重，但从总体上说是有规律可循的，是协调平衡的。

（3）气的分类

人体之气无处不到，充沛于全身。根据其组成部分、分布部位和功能特点的不同，可分为元气、宗气、营气及卫气。

元气。又称"原气"，是人体最基本的气，是人体生命活动的原动力。元气以精气（肾藏精）为主，依赖精气化生。元气是盛是衰，并不完全取决于先天禀赋，也与后天脾胃运化水谷精气的功能有很大的关系。元气通过三焦而内达脏腑，外至肌肤，滋养机体的每个部分。元气的主要功能是推动人体的生长发育，温煦和激发各个脏腑、经络等组织器官的生理活动。元气愈充沛，脏腑功能愈健旺，身体便健康少病。反之，如果先天禀赋不足，或因久病伤损，必然会耗损元气。因此，保养元气至关重要，是中医养生学说的重要原则。

宗气。宗气由清气（由肺吸入）与水谷之气（脾胃运化而来）结合而成。宗气聚集于胸中，在上焦。《灵枢·邪客》载："宗气积于胸中，出于喉咙，以贯心脉，而行呼吸焉。"宗气形成于肺而聚于胸中，是一身之气运动输布的出发点。《灵枢·五味论》载："其大气搏而不行者，积于胸中，命曰气海。"

宗气的主要功能是推动肺的呼吸和心血的运行，并与能量的供应、寒温的调节、机体的运动均有重大关系。人体的呼吸、声音、语言的强弱均与宗气的盛衰密切相关。

营气。"营"，营运和营养之意。营气与血共行于脉中之气。因其富含营养，所以又称"荣气"。《素问·痹论》载："营者，水谷之精气也。和调于五脏，洒陈于六腑，乃能入于脉也。故循脉上下，贯五脏、络六腑也。"也就是说营气由水谷之气中的精华部分生成。循行于脉中，贯穿五脏六腑，营运于周身。营气具有营养和生化血液两个重要功能。如《灵枢·邪客》载："荣气者，泌其津液，注之于脉，化以为血，以荣四末，内注五脏六腑。"营气是血液的组成部

肺主气

体内的清阳之气上升，从眼、耳、口、鼻等孔窍而出。

体内阴气堵塞而不降，就会产生胃脘胀满类疾病。

体内阳气不升反降，就会产生完谷不化的泄泻。

体内的浊阴之气下降，以大小便形式从二窍排出。

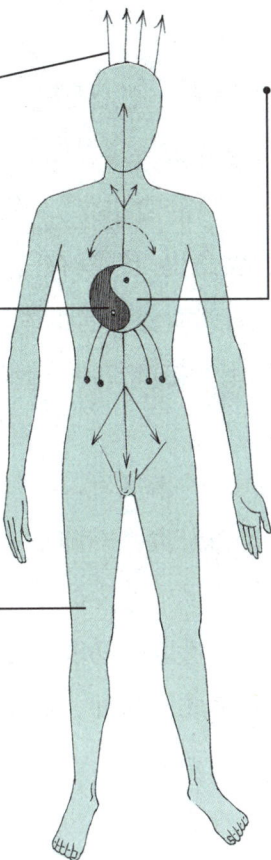

阳升阴降，阴阳二气调和，则身体健康。

阳气不升阴气不降，阴阳二气失衡，则身体疾病产生。

呼吸含义
机体同外界环境进行气体交换的过程。

呼吸调节
肺——肺主呼，为气之主。
肾——肾主纳，为气之根。

呼吸作用
气体交换的场所。
吸清呼浊。

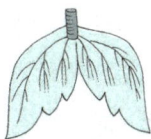

肺主气

呼吸之气

一身之气

肺主一身之气的作用有二：一是参与宗气的生成；二是调节全身气机。

先天之气—元气—肾

后天之气
{ 呼吸之气
  水谷之气 } 宗气 { 肺
               脾 }
营气
卫气

分，化生血液，运行于身体各部，能够濡养四肢及五脏六腑等各组织器官。

卫气。卫气出于下焦，根源于肾，为肾中阳气化生，是人体阳气的一部分，所以又称"卫阳"。

卫气具有温养肌肉、润泽皮肤、肥盛腠理、管理汗孔的开合、保卫肌表、调节体温、抵御外邪之功效。《灵枢·本藏》："卫气者，所以温分肉、充皮肤、肥腠理、司开合者也。""卫气和，则分肉解利，皮肤润柔，腠理致密矣。"也就是说卫气具有三方面的功能：①护卫肌表。卫气如同一名勇敢的卫士，时时保护着机体，以防外邪入侵。②对脏腑、肌肉、皮毛有着温养作用。③调节并控制腠理的开合、汗液的排泄，以维持体温的相对恒定。

《素问·五脏生成篇》载："诸气者，皆属于肺。"也就是说机体中的各种气都归属于肺，为肺所主，即肺主一身之气。因为气的生成与肺的功能紧密相关。尤其是宗气的生成，主要依靠肺吸入的清气与脾胃运化的水谷精气相结合。所以肺功能受阻就会直接影响宗气的生成，同时会影响全身之气的生成。此外，肺主气还体现在其对全身的气机有调节作用。呼即气出，吸即气入，全身之气，都会随着肺的运行节律运动。

肺司呼吸，意思是肺主呼吸之气。也就是说体内外气体交换的场所在肺，通过肺的呼吸，吸入自然的清气，呼出体内的浊气，从而完成体内外的气体交换。通过肺不断地吸清呼浊，促进气的生成，调节气的升、降、出、入，维持着脏腑、经络、四肢、百骸的正常生理功能，维护了人体新陈代谢的正常运行。肺的呼吸功能正常，是气的生成和气机调畅的根本条件，如果肺的呼吸功能出现问题，清气不能吸入，浊气不能排出，人体新陈代谢的功能受损，其生命健康也会大打折扣。可以这么说，肺主一身之气和呼吸之气，其实都指肺的呼吸功能。

（4）气运失常导致的各种病变

人体气运一旦失常，如气虚、气陷、气脱、气郁、气滞、气逆

肺主呼吸与肺主一身之气的关系

人从自然界吸入氧气，呼出体内的二氧化碳等废气，完成体内外气体的交换。人体气的生成、气血的运行、津液输布等，均赖以肺呼吸运动的均匀协调，反之会导致多种病理变化。

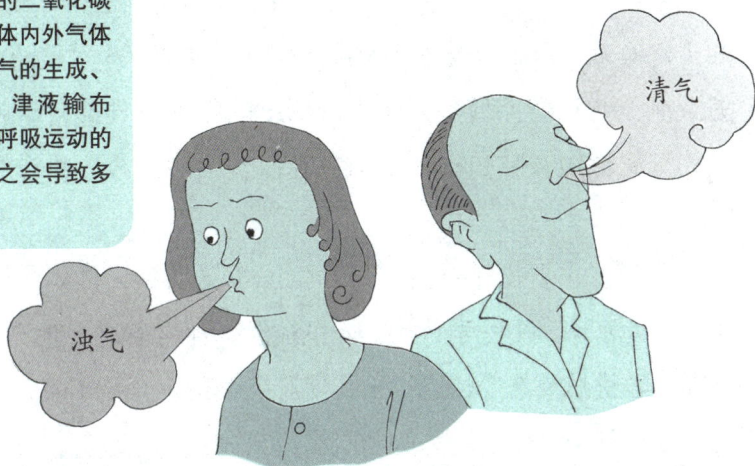

浊气

清气

肺主呼吸
{
吸清呼浊——宗气生成

升降出入——气机调节
}
肺主一身之气

等，都会导致各种病变。

气虚。气不够用。导致气虚的主要原因：①饮食失调，水谷精微不充，从而导致气的来源不足。②大病或久病后、年老体弱，以及烦劳过度等，导致脏腑功能受损，气的化生不足。气虚的具体病症表现为气虚不能荣于上，则头晕目眩；气虚不能化生水谷精微，形体失养则体倦乏力；气虚，鼓动运行之力不足，以致气血不能荣于色、充于脉，则表现为面白、舌质淡、脉虚无力。

气陷。即气虚下陷。气陷与脾的关系最为密切，因为脾居于中焦，其气主升，脾气受损则升举无力以致下陷。清阳之气应在上，今反在下。中气下陷，脾胃运化失常的具体症状为食少、腹胀、肛坠、泄泻。如《素问·阴阳应象大论》说："清气在下，则生飧泄。"

气脱。此为大汗、大泻、大失血、精液大泄，以及中风、厥证等病情相当严重时的一种病理变化。由于气的功能发挥有赖于血液及津液的正常输布，当血液或津液大量损耗时，就会发生"气随血脱"或"气随液泄"的病变。气是人体生命活动的根本，气虚几至脱绝，具体症状为气息低微、眩晕昏仆、面色苍白、四肢厥冷、脉微弱，甚至汗出如珠。

气郁。主要由于忧思郁怒、情志不舒所致。具体病机与心、肝的关系最为密切。中医学认为，肝主疏泄，性喜条达，能疏达气机，发泄壅滞。若忧思郁怒等情志过极，使肝失条达，气机不畅，以致肝气郁结而成为气郁。具体表现为两肋胀满或窜痛、胸闷不舒、脉沉涩等。长期气郁必定影响到血，导致血液循环不畅，脉络阻滞，则成血郁。症状表现为胸肋刺痛，痛有定处，舌有瘀斑等。尤其是气郁日久可化火，而成火郁，具体症状表现：性情烦躁，口苦咽干，目赤耳鸣，大便秘结，舌质红、苔黄，脉弦数等。

气滞。此指气的运行受阻，因而在某一脏腑或某些部位产生气机阻滞导致病变。在病变脏腑或部位会出现胀闷、疼痛等特征。如经络气滞或营卫之气运行失常，则受阻部位的经络、肌肉、关节出现胀痛。

气逆。其是由于气的升降失常，当降不降，或升发太过所致的病变。临床上多以肺、胃、肝的气逆较为常见。肺气逆表现为咳嗽、喘促；胃气逆可见呃逆、嗳气、恶心、呕吐、反胃等症状；肝气逆可见眩晕，甚至昏厥。

肺主宣发和肃降

宣发就是宣泄、发散，也就是肺气向上升宣和向外散布。肃降就是清肃、下降，指肺气向下的通降和使呼吸道保持洁净的作用。

肺主宣发的主要作用有三点：一是向外呼出浊气，排出体内的

气陷与脾的关系最为密切，因为脾居于中焦，其气主升，脾气受损则升举无力，以致下陷。主要表现为腹部坠胀、胃下垂、脱肛、子宫脱垂等内脏下垂的病症。

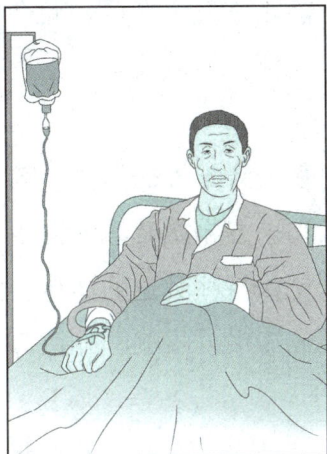

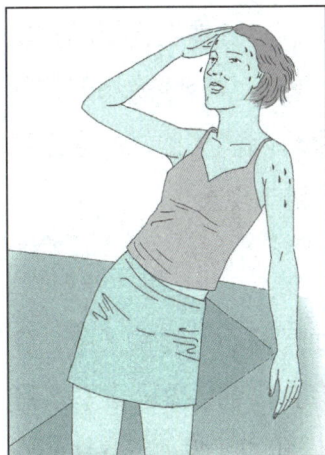

气虚不能化生水谷精微，形体失养则体倦乏力；气虚，鼓动运行之力不足，以致气血不能荣于色、充于脉，则表现为面白、舌质淡、脉虚无力。

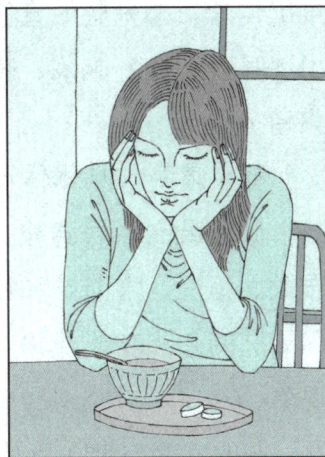

所致。另外气郁日久可化火，表现为性情急躁、口苦咽干、目赤耳鸣，大便秘结，舌质红、苔黄，脉弦数等。

气郁。主要由于忧思郁怒、情志不舒

气脱。气是人体生命活动的根本，气虚几至脱绝，便见气息低微，眩晕昏仆，面色苍白、四肢厥冷、脉微弱，甚至汗出如珠。

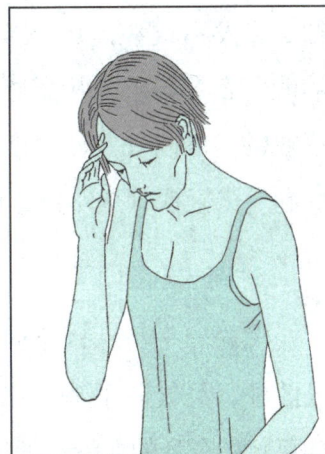

气逆。其是由于气的升降失常所致的病变。肺气逆表现为咳嗽、喘促；胃气逆可见呃逆、恶心、呕吐、反胃等症状；肝气逆可见眩晕，甚至昏厥。

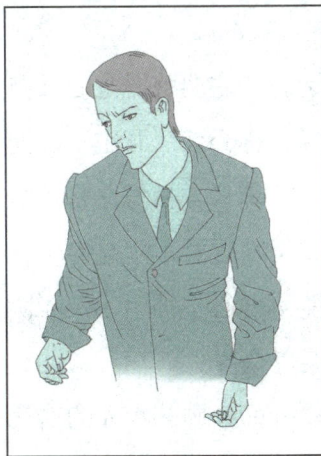

气滞。气的运行不畅，进而在某一脏腑脐产生气机阻滞的病变。如经络气滞或营卫之气运行失常，表现为受阻部位的经络、肌肉、关节胀痛。

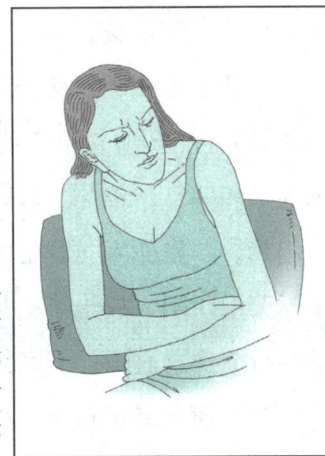

废物。二是将由脾胃运化来的水谷精微和津液布散到全身，可外到皮肤毛发。三是宣发卫气，调节肌肤毛窍的开合，将代谢后的汗液排出体外。如果肺的宣发功能失调，肺气不能正常宣发布散，就会出现呼吸不畅、胸闷、咳喘、鼻塞、喷嚏、无汗、肌肤无华、毛发焦枯等症状。

肺主肃降，具体体现在三方面：第一，吸入自然界的清气。第二，肺位最高，居胸腔上部，肺吸入的清气和水谷精微及津液向下布散。第三，肃清肺和呼吸道内的异物，以便保持呼吸道的洁净。如果肺的肃降功能受损，就会出现呼吸表浅或短促、咳嗽、咯血等现象。

肺的宣发与肃降是对立统一的矛盾运动。两者相互依存、相互制约。宣发不正常，必会影响肃降；肃降功能失调，自然也会影响宣发功能。宣发与肃降相互协调，则肺的功能运行就正常，呼吸均匀，气道通畅，体内外气体交换正常。如果宣发与肃降功能失衡，就会出现"肺气失宣或肺失肃降"的病变，出现风咳、喘等现象。

肺朝百脉

《素问·经脉别论》载："食气入胃，浊气归心，淫精于脉，脉气流经，经气归于肺，肺朝百脉，输精于皮毛。"朝，聚会之意。肺朝百脉指全身的血液都通过经脉聚会于肺，通过肺的呼吸进行气体的交换，再输布到全身。

相傅治节而朝百脉。虽然推动血液在脉内运行的主要脏器是心，但是协助心行使这一功能的是肺，所以《黄帝内经》称心为"君主"，而肺为"相傅"。正如《素问·灵兰秘典论》说："肺者，相傅之官，治节出焉。"张隐庵《黄帝内经素问集注》曰："位高近君，犹之宰辅，主行荣卫阴阳，故治节出焉。"以此表明肺既能协助心主神明，又能协助心行全身之血脉，共同维系着整个血液循环荣养全身。

气行血行而朝百脉。肺主气，一主呼吸之气，即经肺部吸入的清气

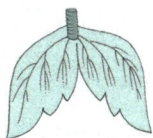

肺主宣肃

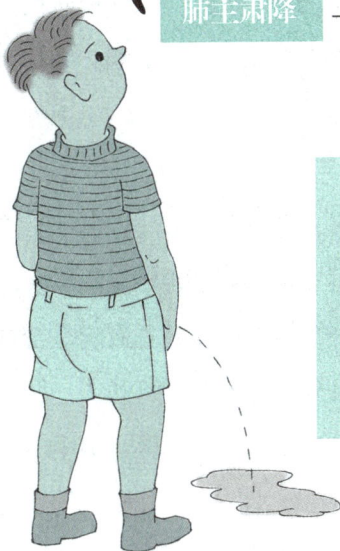

肺主宣肃 —{

肺主宣发　向上升宣／向外布散 → 排出浊气　输布精微和津液　宣发卫气

肺主肃降　肺气清肃／向下通降 → 吸入清气　输布精微和津液　清肃异物

气、血、水

　　肺主肃降。肺气清肃向下通降，可将从自然界吸入的清气和脾转输的津液、水谷精微向下布散全身，并将代谢产物和多余水液下输于肾和膀胱排到体外。肺的肃降作用保持了呼吸道清净、畅通。

　　（氧气）注入血，有助于血液的循环；二主水谷之精气，是血液生成的重要物质基础，经肺的宣散以"水精四布"注之于脉变为血，此乃"受气取汁，变化而赤是谓血"。两者是血液的重要组成部分，肺气充盈调畅，一则充于脉，二则可使周身之气运行正常。气为血之帅，气行则血行，因此，肺气充盈是助心行血的必要条件。

　　肺朝百脉的临床意义。心主血而肺主气，气血调畅则身健体康，肺助心输送血液至全身，而肺气的治节同样要靠心血来濡养，因此两者相辅相成，一起完成"百脉"的血液循环。若肺气过虚，或宣发受阻，或肃降受阻，皆可导致"百脉"循行失常。临床所见肺气的失常累及心血有病者屡有所见，如慢性气管炎、肺气肿、肺结核、硅沉着病（矽肺）或支气管扩张等，皆可导致肺源性心脏病。所以在治疗该类疾病时，以改善肺主气功能为主，针对病机治以散邪宣肺、清化痰火、燥化痰湿，抑或补肺气、滋肺阴、助肺阳等为目的。

肺主治节

《素问·灵兰秘典论》说："肺者，相傅之官，治节出焉。"相傅，辅助的意思；治节，治理调节的意思。虽然心为五脏六腑之君主，主神明之功，前提必须依靠肺来辅助它共同完成，以此保障脏腑的正常生理活动。《黄帝内经》将肺视为君主之师、一国之相，其生理特点概括为肺主治节。

（1）对心主血的治节

人体靠血液来濡养，凭其循环以维系各脏腑之间的正常生理功能。血液周而复始地循行濡养周身，其运行动力则要靠心气、心阳的推动完成，同时要依赖肺气的宣发和肃降，协助心将血液向全身内外上下布散、运行。心为"一君之主"，为血液运行的原始动力；肺为"相傅之官"，对心行血起着辅助作用。肺主气，气行血行，肺主一身之气，心主一身之血；气属阳，血属阴；气主动，血主静。血液的运行必须依赖气的推动。正如《素问·五脏生成篇》载："气行乃血流。"《医林绳墨》亦云："血者依附气之所行也，气行则血行，气止则血止。"肺朝百脉，肺和许多经脉在结构上也存在着直接的联系，这也是肺辅心行血的结构基础，全身的血液均通过经脉汇聚于肺，在肺的呼吸作用下完成气体交换，继而让新鲜的血液输布并濡养全身。如赵献可《医贯》载："肺之下为心，心有系络上系于肺。肺受清气，下乃灌注。"综上所述，要维持血液的正常运行，除了心气的推动作用，肺气的辅佐作用也很关键。

（2）对呼吸运动的治节

对呼吸运动的治节主要体现在两方面：①通常情况下，肺主治节使呼吸节律与脉搏节律构成1∶4的比例。《素问·平人气象论》载：

肺朝百脉

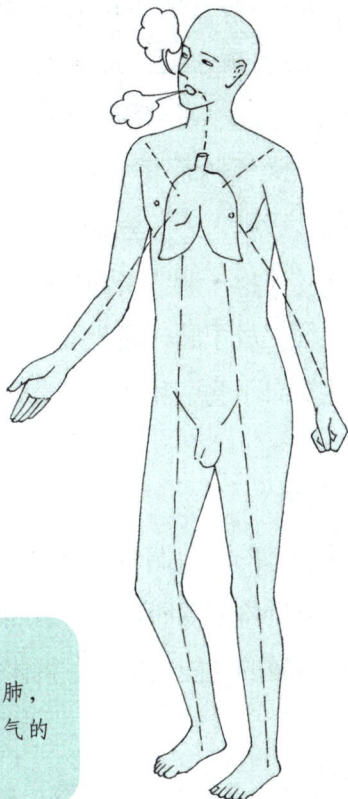

全身的血液都通过经脉聚合于肺，通过肺的呼吸进行气体交换，然后输布全身，故此为"肺朝百脉"。血液的运行必须依赖肺气敷布和调节。肺有辅助心脏治理调节全身气血运行等作用。肺气是血液运行的动力。肺司呼吸，乃气之根本；肺主宣发肃降，治理调节津液输布运行和宣泄，故称"肺主治节"。

肺朝百脉的含义

全身血液汇聚于肺，经肺之呼吸使富含清气的血液输送全身。

肺朝百脉的生理作用 助心行血。	→	结构基础—肺朝百脉 功能基础—肺主气	→	血非气不运

"人一呼脉再动，一吸脉亦再动。"如要肺主呼吸运动的治节功能失衡，必定会导致呼吸运动功能失常，从而出现咳逆、喘息等症状。如《素问·藏气法时论》载："肺病者，咳喘气逆。"《灵枢·五阅五使》说："肺病者，喘息鼻张。"②根据机体变化来调节呼吸的节律和深度，使机体能够最大限度地适应外部环境的异常变化。如在某些情况下，当机体对自然界清气需求增加或肺部待排出浊气增多时，肺会相应调节呼吸运动加深加快。

（3）对宗气合成和分布的治节

宗气的生成由水谷精微之气和自然界清气结合而成，即肺接受脾升运输送的水谷精微，促使其中的一部分与肺吸入的清气在肺中合成为宗气。由于肺为宗气的生成提供了必需的清气和场所，因此在正常情况下，通过肺的治节，宗气的合成总能保持与机体的需要适应。宗气生成后输布于胸中和脉中。布于胸中者，积而不散，化为肺呼吸的动力。《灵枢·五味论》说："其大气转而不行者，积于胸中，名曰气海，出于肺，循喉咙，故呼则出，吸则入。"分布于脉中的宗气对经脉中的血液运动起着推动作用。如《灵枢·刺节真邪》说："宗气不下，脉中之血，凝而留滞。"由于宗气生成于肺，因此宗气的分布通过肺的治节作用，能够相适应、有序地输布于胸中和脉中，充分发挥其行呼吸和行血液的主要功能。

（4）对卫气布散的治节

肺宣发卫气，卫气通过肺的治理调节而分布周身内外，内至胸腹脏腑，外达肌腠皮毛，为适应机体需要而发挥其温煦、御邪、维持体温恒定的功能。当肺治节卫气布散的功能失常时，机体的抗邪能力会大大降低，容易遭受外邪入侵。

（5）对津液分布的治节

肺主宣发、肃降，推动津液向周身内外输布的同时治理调节着津液的分布。人体水液代谢，由肺、脾、肾、三焦及膀胱协作完成。肺主气，通调水道也很重要。因为水饮入胃，由脾上输至肺，通过肺气宣发、肃降，使水液通调，充养全身，下达膀胱。如《素问·经脉别论》载："饮入于胃，游溢精气，上输于脾，脾气散精，上归于肺，通调水道，下输膀胱。"所以，后人又称"肺为水之上源"。

（6）对脏腑气机的治节

肺治节脏腑气机主要通过其宣发和肃降作用。宣发为升，肃降为降，把控着某脏腑气机的升降运动。如肺的肃降对肝气的升发功能具有一定的制约作用，使肝气升发适度，不致太过逆上；对胃的通降功能，尤其对胃气通降、大肠中糟粕下行排出具有显著促进作用。临床上肺肃降功能减弱的患者，常伴有大便虽不干燥，却努争难下的症状。再如肺的宣发能使水谷精微化生的营气、卫气、津液等，由上焦布达全身，从

中医强调的以气养生，是养生之道的一个重要方面，概括为以下几方面。

养好气血享安康

培养元气

元气为生命之本。人活在世不可奢求，不可强求，否则会气阻伤身。人应求其所能求，舍其所不能求，心安自得而培养元气。

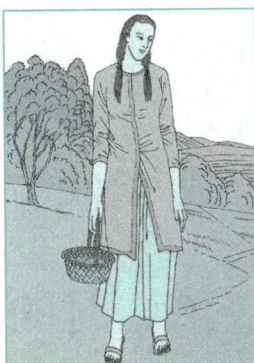

安静通气

每天保持大脑安静半小时，可使全身肌肉放松，气血畅通，达到「心静神安、老而不衰」的境界。

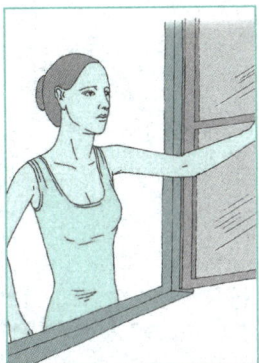

心平气和

中医学认为，怒气过盛伤肺，暴喜过度气血涣散，思虑太甚弱脾胃。心平气和可平衡阴阳，调和六脉，祛病延年。

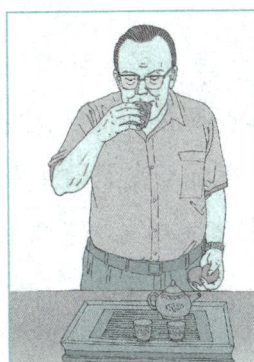

宽胃养气

人类依靠肠胃以消化和吸收营养，宽胃养气十分重要。饮食无节、烟酒无度会使胃气不足、气血虚衰。

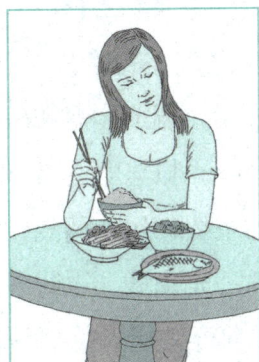

长啸舒气更益肺

长啸时对鼻、喉、胸、腹起按摩和刺激作用。

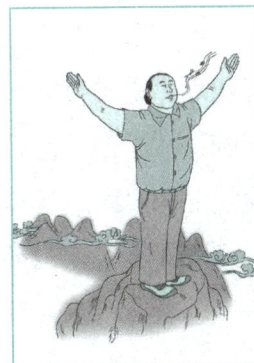

饭后茶余，闲庭信步

此时低吟自己喜欢的诗词或哼唱小调，可舒畅心情，排除杂念，达到物我两忘的境界。

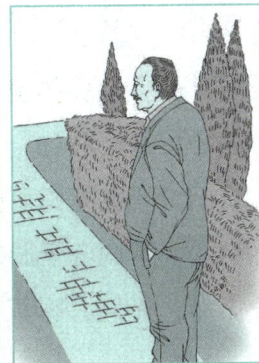

而促进脾的升清功能，使"脾气散精，上归于肺"畅行无阻。另外，肺的宣发还能促进肾的气化作用，有利于小便排泄，所以，临床上小便不利者，宜用宣肺利尿法。

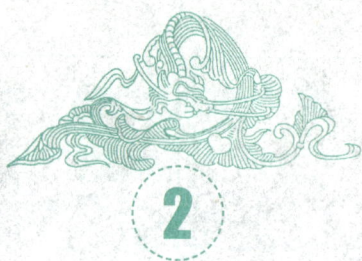

2

肺与形、窍、志、液、时的关系

在体合皮，其华在毛

皮毛为一身之表，包括皮肤、汗腺、毫毛等组织。具有防御外邪、调节津液代谢、调节体温和辅助呼吸的作用。但它们需要卫气和津液的温养和润泽。肺与皮毛相合，指肺与皮毛相互为用的关系。

肺对皮毛的主要作用有两点：①肺气宣发，宣散卫气于皮毛，发挥卫气的温分肉、充皮肤、肥腠理、司开阖及防御外邪侵袭的作用。②肺气宣发，输精于皮毛，即将津液和部分水谷之精气向上向外布散于全身皮毛肌腠以滋养之，使之红润光泽。若肺精亏、肺气虚，既可致卫表不固，症见自汗或易感冒，又可因皮毛失濡而见枯槁不泽。

同时，皮毛对肺的主要作用也有两点：①皮毛能宣散肺气，以调节呼吸。《黄帝内经》将汗孔称"玄府""气门"。也就是说汗孔既是排泄汗液的重要门户，又是随肺的宣发和肃降进行体内外气体交换的场所。②皮毛受邪，可内合于肺。如寒邪客表，卫气被郁遏，可见恶寒发热、头身疼痛、无汗、脉紧等症，若伴有咳喘等症，则表示病

补气食物

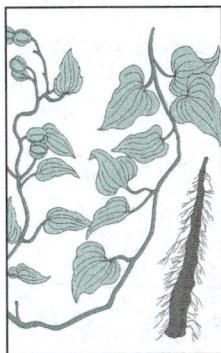

山药：养阴补肺，补肾固精，益气健脾。

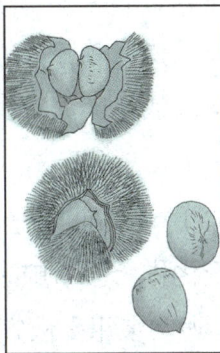

栗子：养脾胃、强肾、舒筋活血。

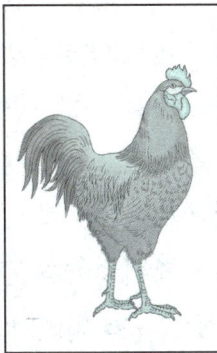

鸡肉：能补脾益气，补精填髓。

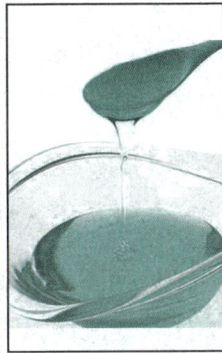

蜂蜜：能补脾缓急，润肠通便。

补气食疗偏方

补气食疗偏方一

配方：牛肉1000克，黄酒250毫升，食盐适量。

制作：将牛肉洗净切成块，放到锅中加适量水，大火烧。水开除浮沫，再以小火煎煮30分钟，倒入适量黄酒和食盐，以肉烂汁稠为宜。

功效：补脾胃、活气血，适用于虚弱、消瘦、少食、乏力、精神疲倦者。

补气食疗偏方二

配方：童子鸡1只，黄酒、姜、食盐、葱各适量。

制作：将鸡除内脏洗净切块，放入高压锅，然后放入葱、姜、黄酒、食盐等佐料，不用加水，利用汽锅生成的蒸馏水做成"鸡露"。

功效：益气、补精，凡瘦弱、产后、病愈后、身体消瘦的老年人均可适量食用。

补气食疗偏方三

配方：松子仁50克，蜂蜜25克，核桃仁50克。

制作：将松子仁、核桃仁捣碎，放入蜂蜜搅拌匀，点火煮沸为止，待凉后备用。

功效：润肺益肾，体弱者可长期服用。

邪已伤及肺。所以，在治疗外感表证时，解表与宣肺常并用。

在窍为鼻

鼻为肺之窍。因为鼻为呼吸之气出入的通道，与肺直接相连。鼻位于呼吸道的最上方，通过咽喉、气管等与肺相连，具有主通气、主嗅觉的功能。鼻的通气和嗅觉功能又要依赖肺气的宣发作用。肺气宣畅，则鼻窍通利，呼吸平稳，嗅觉灵敏；肺失宣发，则鼻塞不通，呼吸不利，嗅觉亦差。正如《灵枢·五阅五使》载："鼻者，肺之官也。"《灵枢·脉度》载："肺气通于鼻，肺和则鼻能知臭香矣。"所以，临床上常把鼻部出现的异常变化作为诊断肺患的依据之一。如治疗鼻塞流涕、嗅觉失常等病证时，通常多用辛散宣肺之法。

在志为忧（悲）

《黄帝内经》说："肺在志为忧（悲）。"因忧和悲同属肺志。悲伤和忧虑都是人体正常的情绪变化或情感反应，由肺精、肺气化生，是肺精、肺气生理功能的表现形式。过度悲伤或过度忧虑都是不可取的不良情志变化，对人体的影响很大。严重时会损伤肺精、肺气，或直接导致肺气的宣降运动失调。《素问·举痛论》说："悲则气消。"悲伤过度，可出现呼吸气短等肺气不足的现象。反之，肺精气虚衰或肺气宣降失调时，机体对外来非良性刺激的抵抗力下降，易产生悲忧的情绪变化。

在液为涕

涕，即鼻涕，为鼻黏膜的分泌液，有润泽鼻窍的作用。鼻涕由肺精所化，由肺气的宣发作用布散于鼻窍，故《素问·宣明五气》说："五脏化液……肺为涕。"肺精、肺气的作用正常与否，也能从涕的变化反映出来。若肺精、肺气充足，则鼻涕润泽鼻窍而不外流。若寒邪袭肺，肺气失宣，肺之精津被寒邪凝而不化，则鼻流清涕；肺热壅盛，则可见喘咳上气，流涕黄浊；若燥邪犯肺，则又可见鼻干而痛。

与秋气相通

五脏与自然界四时相通，肺主秋。肺与秋五行同属金。时令至秋，暑去而凉生，草木皆凋。人体肺主清肃下行，为阳中之阴，同气相求，故与秋气相应。秋季的肃杀之气往往是对夏气生长太过的削减；随着肺气肃降，其实对心火上炎太过起了一定的制约作用。肺与秋气相通，故肺金之气应秋而旺，肺的制约和收敛功能强盛。时至秋日，人体气血运行也随"秋收"之气衰落，逐渐向"冬藏"过渡。故养生强调，人气亦当顺应秋气而渐收。如《素问·四气调神大论》云："秋三月……使志安宁，以缓秋刑；收敛神气，使秋气平；无外其志，使肺气清。此秋气之应，养收之道也。"治疗肺病时，秋季不可过分发散肺气，应顺其敛降之性。此外，秋季气候多清凉干燥，而肺为清虚之脏，喜润恶燥，故秋季易见肺燥之证，临床上常见干咳无痰、口鼻干燥、皮肤干裂等症。

图解展示 肺与形、窍、志、液、时的关系

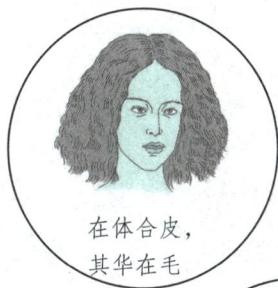

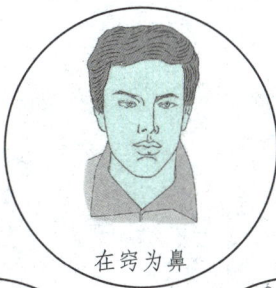

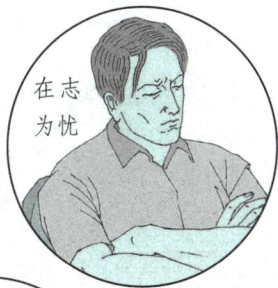

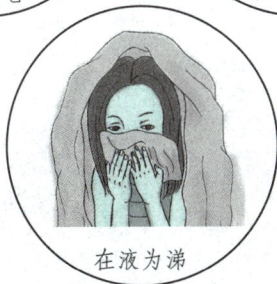

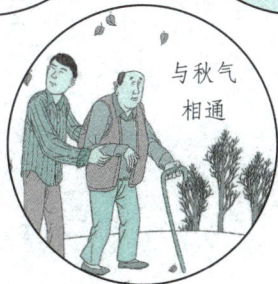

在体合皮，其华在毛

在窍为鼻

在志为忧

在液为涕

与秋气相通

第二章

调养五脏平衡，百病不侵

　　《黄帝内经》对人体的脏腑分工都做了很详尽的解说。不同的脏腑虽分工各有不同，但它们又互相协调，是一个和谐的整体，以此来促进人体的健康强壮。《黄帝内经》还强调了："上医治未病，中医治欲病，下医治已病。"而现实生活中，能将五脏之间的关系说得明白的，恐怕少之甚少。人们总是在"已病"时才去看医生，往往事倍功半，甚至身体越治越差。所以，本章我们重点介绍肺与其他脏腑之间的关系，其目的是做到真正的防患于未然。俗话说："知己知彼，方能百战不殆。"也就是说要从中医学彻底认识肺的生理作用、肺与五脏的关系。另外，肺主呼吸，在此为读者介绍的"呼吸系统自我检查"和"亚健康状态下的肺"，往往使读者对自己的肺部能够做到见微知著，落叶知秋。

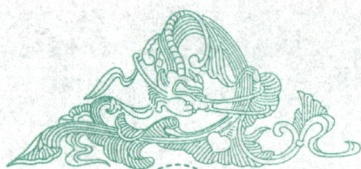

肺与心：贤臣与君主

在一次"中医养生堂"的课中，主讲老师对众听者提了一个问题"有谁知道肺与心的关系吗？"众听者都摇了摇头。主讲老师接着又问道："那谁能说出肺与心的成语有哪些？"主讲老师话音刚落，堂下就众说纷纭——"撕心裂肺""痛彻心肺"等。其实，有关肺与心的成语还有很多。但是，最能体现两者之间关系的用后面的两个成语是再合适不过的。现在我们来看看肺与心到底有什么样的紧密联系。

中医学认为，心主行血，肺主气而司呼吸。所以心与肺的关系，实际上是气和血相互依存、相互作用的关系。

肺主气，对心行血起很大的促进作用。所以，肺气正常，血液才能正常循行。同时，血液循环正常，才能维持肺的呼吸功能正常，进而又有"呼出心与肺"之说。而连接心之搏动和肺之呼吸的中心环节，则要依赖宗气（积于胸中）。宗气的生理特性为贯心脉而行气血，走息道而司呼吸。以此重在强调血液循环与呼吸运动之间的相互联系，病理上的相互影响。例如，临床上，肺气亏虚过久者，会出现的症状为气短胸闷、神疲体倦、咳嗽无力等，久之则会出现心慌失眠、面色苍白、头晕眼花。治疗时应以补益肺气为主，同时配伍补益心血的药物，最为多用的有当归、熟地黄、何首乌、白芍、阿胶、大枣、龙眼肉等。以补足血气，旺肺气。又如心血亏损严重者，也会导致肺气亏虚，治疗心血不足应在补益心血的基础上增补一些补益肺气的药物，常用的药物有党参、黄芪、陈皮、当归等。

肺与心

人体脏器组织功能活动的维持有赖于气血循环来输送养料。

肺 ———— 肺主气 ⬆ ⬆ 心主血 ———— 心

血的正常运行虽然是心所主，但必须借助肺气的推动，而积存于肺内的宗气要灌注到心脉，才能畅达全身。

2

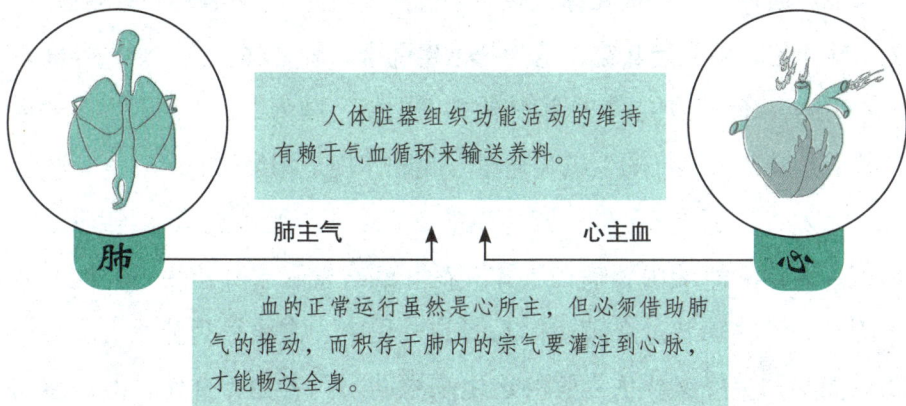

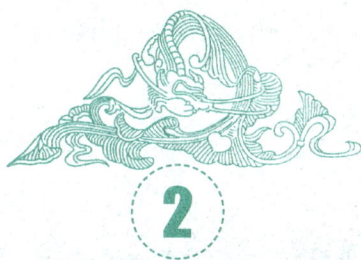

肺与脾：肺为贮痰之器，脾为生痰之源

肺主气，脾益气；肺为水之上源，脾主运化水湿，所以肺与脾的关系主要表现在气和水两个方面。现在来看看肺与脾的生理及病理关系。

生理

（1）肺为主气之枢，脾为生气之源：肺主气，脾益气，两者相互促进，形成后天之气。脾主运化，为气血出化之源，但脾运化生的水谷之气必赖肺气的宣降方能输布全身。而肺所需的津气要靠脾运化水谷精微来供应，故脾能助肺益气。正如《薛生白医案》载："脾为元气之本，赖谷气以生；肺为气化之源，而寄养于脾者也。"又如何梦瑶在《医碥》所说："饮食入胃，脾为运行其精英之令，虽曰周布诸脏，实先上输于肺，肺先受其益，是为脾土生肺金，肺受脾之益，则气益旺，化水下降，泽及百体。"所谓肺为主气之枢，脾为生气之源，说得通俗一些就是肺与脾在气的生成和输布方面的作用是相互的。

（2）肺为贮痰之器，脾为生痰之源：脾应运化水湿，肺应通调水道。人体的津液由脾输布于肺，在肺的宣发和肃降作用下，继而布散周身，下输膀胱。在脾运化水湿的过程中，需要得到肺气宣降的协助，而肺的宣降又要依靠脾的运化来滋助，两者相互合作，共同参与体内的水液代谢。如果脾失健运，则水液停聚，就会酿湿生痰，甚至聚水而为饮为肿，犯肺上逆而为喘等症，所以中医称为"肺为贮痰之器，脾为生痰之源"。

肺 与 脾

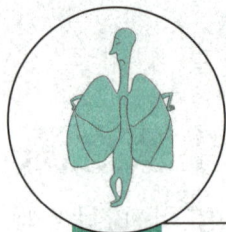

肺

脾将水谷之精气上输于肺，与肺吸入的精气结合，而成宗气（又称肺气）。肺气的强弱与脾的运化精微有关，故脾气旺则肺气充。

肺为贮痰之器 →

← 脾为生痰之源

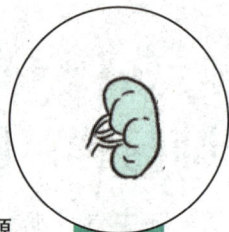

脾

当脾虚影响到肺时，中医常采用"补脾益肺"法来治疗。如患慢性咳嗽，痰多稀白，容易咳出，体倦食少等，病证虽然在肺，而病本则在于脾，必须用"健脾燥湿化痰"的方法才能收效。

病理

（1）气：肺虚累脾，脾虚及肺。肺气过久虚弱，使精气无法布输周身，必然导致脾气虚弱；一旦脾气虚弱，则营养失衡，自然抵抗力减弱，极易患肺病。形成的恶性循环就是脾肺偕虚。肺气虚→脾气虚→肺气虚。常见症状为食少、便溏、消瘦、面色苍白、懒言、咳嗽等。治疗类似的肺部疾病，临床上多用补脾的方法，如肺气虚弱者，则采用补脾益气的方法。又如慢性气管炎的病理传变规律，其过程就是肺虚→脾虚→肾虚，当慢性气管炎由肺虚发展到脾虚时，最好的治疗方法就是采取健脾的治法来取得一定的疗效。正如《慎斋遗书》所载："扶脾即所以保肺，土能生金也。"又如《医法心传》载："土能生金，金亦能生土，脾气衰败，须益气以扶土。"

（2）水液代谢：脾与肺都具有调节水液代谢的功能。若脾虚不运，水湿不化，聚为痰饮，出现久咳不愈，痰多而稀白之候，病象多表现在肺，而病本却在于脾。痰之动主于脾，痰之成贮于肺，肺不伤不咳，脾不伤不久咳。所以临床上治疗痰饮咳嗽，以健脾燥湿与肃肺化痰同用，就是依据"肺为贮痰之器，脾为生痰之源"的理论。

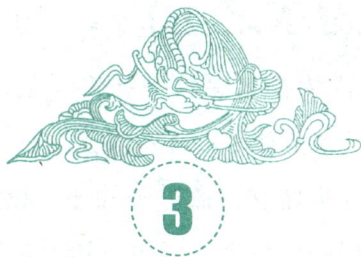

3

肺与肝：肝升肺降，相辅相成

肺与肝的关系主要表现在气机的升降方面。

在生理上，肺位于膈上，主肃降应秋气，其气以下降为顺；肝位于下焦，主升发，应春气，其气以上升为顺。肝升肺降，相辅相成，维持人体气机的调畅，即"肝升于左，肺降于右"。如《医碥·五脏生克》载："气有降则有升，无降则无升，纯降则无升。何则？浊阴从肺右降，则胸中旷若太虚，无有窒塞。清阳则以从肝左升，是谓有降有升。"

如果肝失疏泄，气郁化火，或肝升太过，气火上逆，均可循经上逆，灼伤肺津，导致肺清肃失常。具体症状为胁痛、易怒，干咳或痰中带血。中医将此称为"木火刑金"，或曰"肝火犯肺"。反之，肺失清肃，燥热下行，亦可影响肝，导致肝失条达，疏泄不利。而在咳嗽的同时，伴有胸胁胀满引痛、眩晕、头痛、面红目赤等症状。

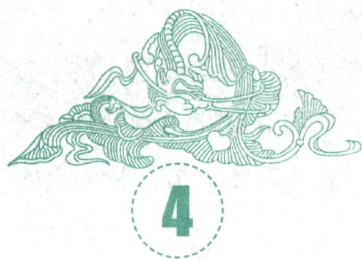

4

肺与肾：肺为水之上源，肾为主水之脏

肺为水之上源，肾为主水之脏；肺主呼吸，肾主纳气。依此表明，肺与肾之间的关系主要体现在呼吸和水液代谢两方面。

呼吸体现：肺为呼吸器官，通过肺的呼浊吸清，吐故纳新，完成体内外气体的交换。但肺要发挥正常的呼吸功能，则要借助肾主纳气的作用。在病理上，若肾气亏虚，摄纳无权，则气浮于上，或肺气亏虚，久病及肾，导致下元虚衰，气不归根，则会出现肺肾气虚。具体表现症状为呼吸困难、呼多吸少、稍一活动则喘得更厉害，此证为肾不纳气。

肺与肝

肺

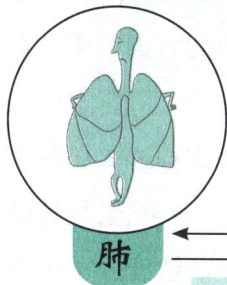

若肝气上逆，肺失肃降，可见胸闷喘促。肝火犯肺，又可见胸胁痛、干咳或痰中带血等症。

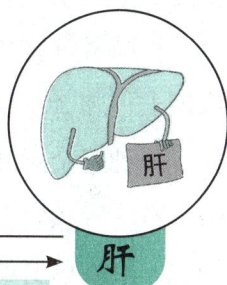

肝

肝之经脉贯膈而上注于肺，两者有一定联系，肝气升发，肺气肃降，关系到人体气机的升降运行。

肺与肾

肺

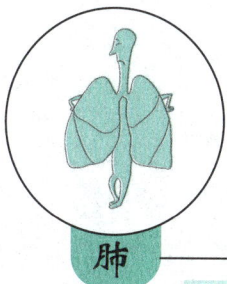

肺主呼吸，肾主纳气，两脏有协同维持人体气机出入升降的功能。

肺主呼吸　　　　肾主纳气

肾

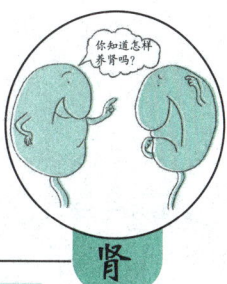

肾主水液，经肾阳的蒸化，使清中之清，上归于肺，依靠脾阳的运化，共同完成水液的代谢。

肺与大肠

肺

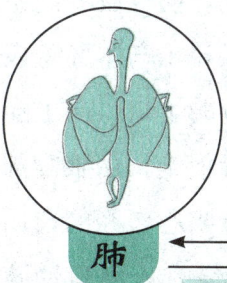

肺气的肃降有助于大肠传导功能的发挥；大肠传导功能正常，则有助于肺的肃降。

肺与大肠相表里

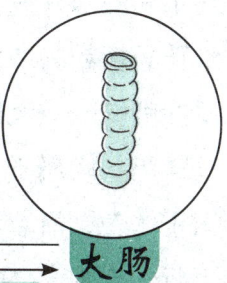

大肠

在人体十二经脉和脏腑的相互联系中，肺与大肠是一对配偶，一阴一阳，一表一里，互相交合，联系极为密切。

水液代谢体现：肾为主水之脏，具有气化功能，其气化作用自始至终贯穿于水液代谢。而肺为水之上源，肺主行水，宣发肃降，通调水道。肺肾等脏器相互配合，共同维持人体水液代谢的协调平衡。在病理上，肺肾功能失调，均会引起水液代谢障碍。此外，肺肾之间还具有一种"金水相生"的关系。在病理情况下，肺阴虚损过久必然会伤及肾，导致肾阴虚损；而肾阴虚损则不能滋养肺阴，固然会导致肺阴虚，最终肺肾阴虚，临床具体症状为腰膝酸软、潮热盗汗、干咳少痰、痰中带血等。

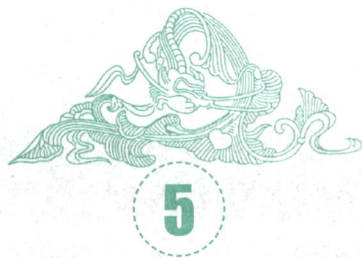

5

肺与大肠：互为表里，人体气机和水谷运转的关系

手太阴肺经与手阳明大肠经互为表里。空气与食物是生命绝对离不开的两样东西。肺专门负责人体内空气的运化，而大肠专门负责传导糟粕。肺经起始于中焦胃脘部，向下行，联属于与本经相表里的脏腑——大肠，然后自大肠返回，循行环绕胃的上口，向上穿过横膈，联属于本经所属的脏腑——肺，再从气管横走，由腋窝部出于体表，沿着上臂的内侧，在手少阴心经与手厥阴心包经的前面下行，至肘部内侧，再沿着前臂内侧，桡骨的下缘，入寸口动脉处，前行至鱼际部，沿手鱼际部边缘出拇指桡侧端。另一条支脉从手腕后方分出，沿掌背侧走向食指桡侧直行至食指的前端，与手阳

明大肠经相接。

手阳明大肠经起于食指桡侧端（商阳穴），循食指内侧向上，出合谷两骨（第1、第2掌骨）之间，上入两筋，循前臂上行，至肘外侧，上至肩，出肩骨前缘，上出于柱骨，下入缺盆，联络肺，向下能通过横膈，属大肠。按五行属性，肺与大肠五行同属金，肺属阴在内，大肠为阳在外。肺为"相傅之官"，主气；大肠为"传导之官"，变化水谷，传导糟粕。正因肺与大肠相表里，所以，大肠经受外邪入侵后易进入肺经，而肺经的邪气也会直接表现在大肠经上。

卫气运行于皮肤下，时时保护着人体，同时是我们抵抗虚邪贼风的前沿阵地。如果卫气虚弱，外邪（寒、暑、热、燥、湿、风）就会攻克人体的前沿阵地，继而进入我们的第二道防线——手阳明大肠经。大肠经一旦被外邪攻破，就会出现感冒、发热、上火等症状，有的患者会出现咽喉和牙齿疼痛，有的患者会出现腹胀、腹泻、便秘、上肢不遂等症状。如果此时没有相应对策阻止外邪入侵，则外邪就会长驱直入，猛烈进攻体内的手太阴肺经，往往较为严重的肺部疾病就会出现，这也是感冒发热治疗不及时就会转成肺炎的主要原因。

《黄帝内经》载："上医治未病。"就是说医术高明的医生往往会在人体的第一道防线上全面击退外邪的进攻。如果第一道防线失守，就坚决不要让第二道防线再失守。一旦感冒发热，宜服用一些解表的药、多喝一些白开水，然后再出一身汗，感冒就会痊愈。有不少人喜欢喝一些辣椒做成的热汤和红糖姜水，以调动人体内的阳气驱除风寒之邪。但是，如果感冒发热因中暑所致，则宜服用利于清热解毒的药。

总之，肺与大肠的互为表里关系，也就是人体气机和水谷运转的关系，就能够由内而知外，由外而知内。

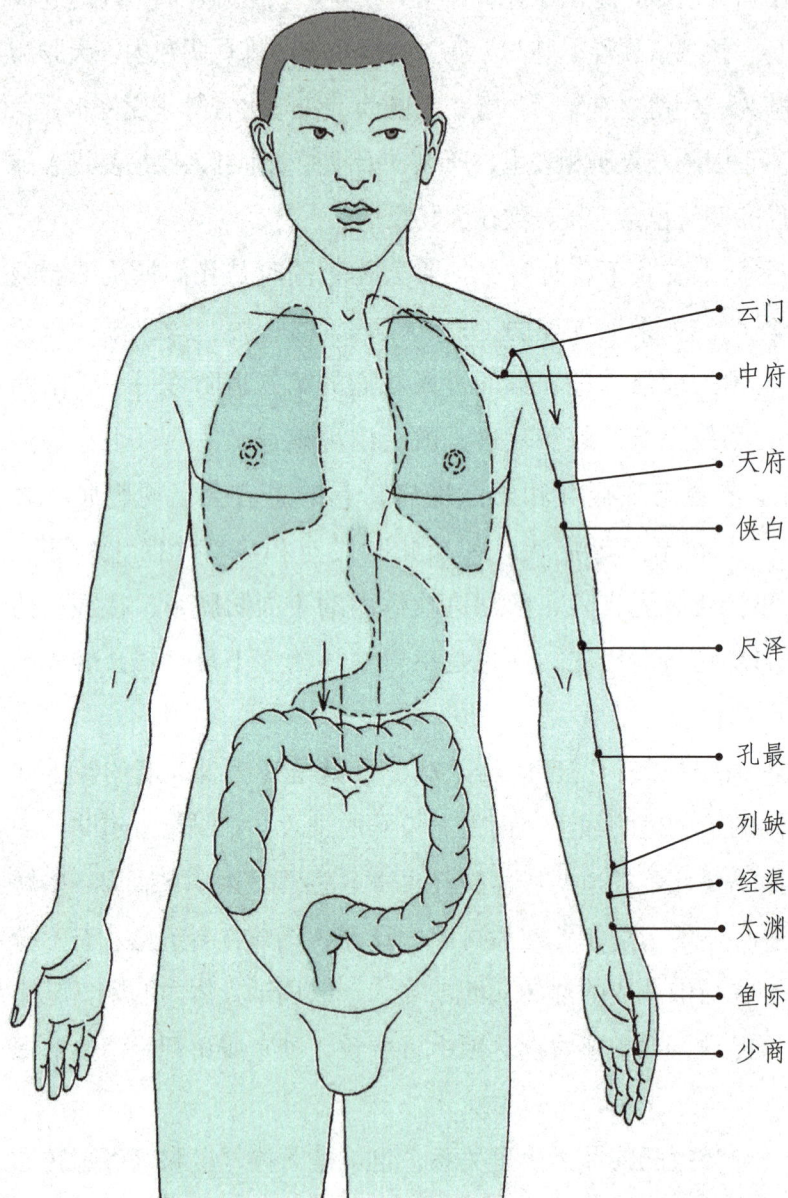

云门

中府

天府

侠白

尺泽

孔最

列缺

经渠

太渊

鱼际

少商

本经主治有关"肺"方面所发生的病症，如咳嗽，气上逆而不平，喘息气粗，心烦不安，胸部满闷，上臂、前臂的内侧前边（经脉所过处）疼痛或厥冷，掌心发热。

穴位	位置	适用病症	艾灸法
中府	在胸前壁的外上方，云门下1寸，平第1肋间隙，距前正中线6寸。	呼吸系统疾病、肺结核、运动系统疾病。	灸3壮
云门	在胸前壁的外上方，肩胛骨喙突上方，锁骨下窝凹陷处，距前正中线6寸。	呼吸系统疾病、气管炎、胸痛、哮喘；肩关节周围炎；肺及支气管疾病时常在此处有压痛。	灸3壮
侠白	在上臂内侧面，肱二头肌桡侧缘，腋前纹头下4寸或肘横纹上5寸处。	呼吸系统疾病，支气管炎，支气管哮喘，肺炎；心动过速，上臂内侧神经痛。	灸5壮
尺泽	在肘横纹中，肱二头肌腱桡侧凹陷处。	感冒、咽喉肿痛、扁桃体炎、喉炎、咽炎、支气管炎、百日咳、肺炎、胸膜炎、麻疹、高血压病、肺炎等。	灸5壮
孔最	在前臂掌面桡侧，当尺泽与太渊连线上，腕横纹上7寸。	呼吸系统疾病：肺结核咯血、咽喉炎、扁桃体炎、支气管炎、支气管哮喘；运动系统疾病：肘臂痛、手关节痛。	灸5壮
列缺	在前臂桡侧缘，桡骨茎突上方，腕横纹上1.5寸处。	咳嗽，感冒，气喘，咽喉痛，半身不遂，口眼㖞斜，偏、正头痛，面神经麻痹，面神经痉挛等。	灸3~5壮
太渊	在腕掌侧横纹桡侧，桡动脉搏动处。	咳嗽、气喘等。	灸3壮
鱼际	在手拇指本节（第1掌指关节）后凹陷处，约当第1掌骨中点桡侧，赤白肉际处。	咳嗽、哮喘、咳血；咽喉肿痛、失声、发热。	灸3壮

图解内经养肺经

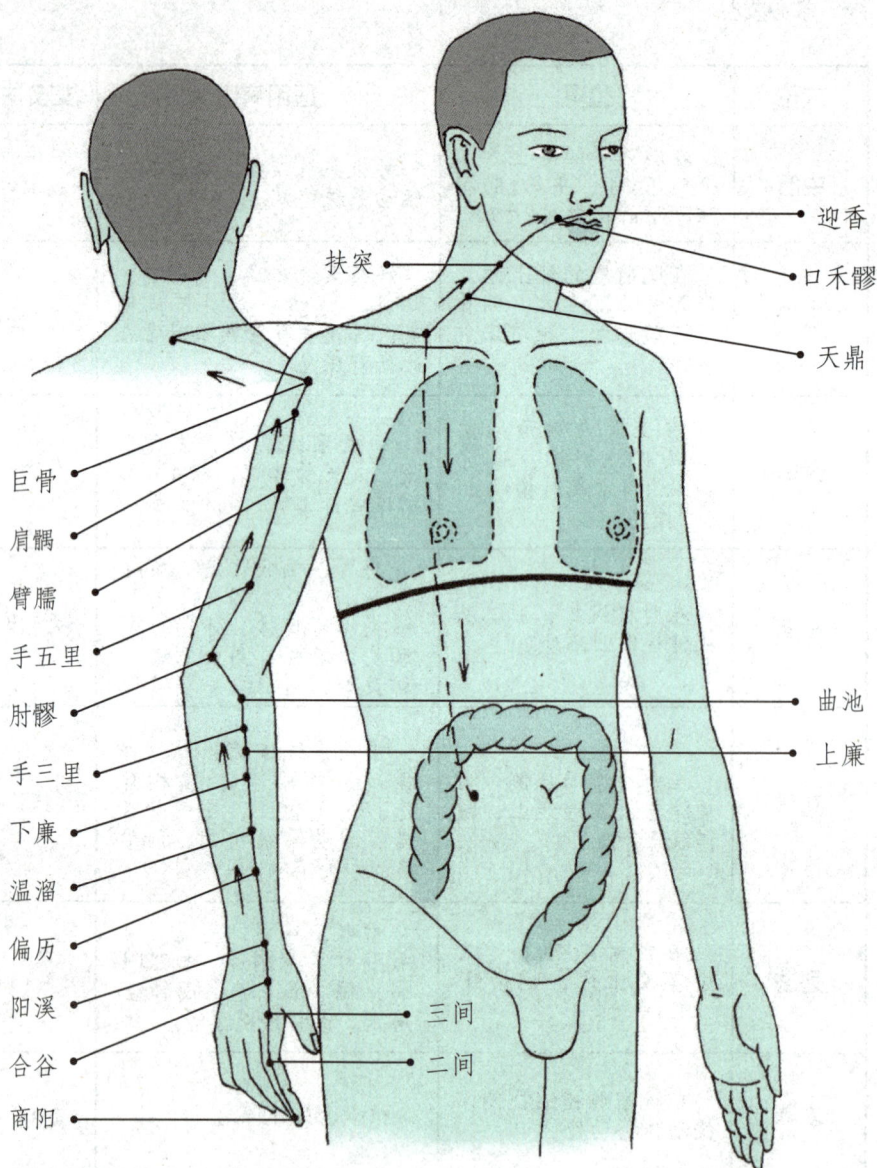

扶突

迎香
口禾髎
天鼎

巨骨
肩髃
臂臑
手五里
肘髎
手三里
下廉
温溜
偏历
阳溪
合谷
商阳

曲池
上廉

三间
二间

本经所属穴能主治有关"津"方面所发生的病症：眼睛昏黄，口干，鼻塞，流清涕或出血，咽喉痛，肩前、上臂部痛，食指痛且运动不灵活。

穴位	位置	适用病症	艾灸法
商阳	在食指末节桡侧，距指甲角0.1寸（指寸）。	中风昏迷、发热、耳聋、齿痛、咽喉肿痛、青盲、颌肿、胸满、喘咳、手指麻木等。	灸3壮
二间	微握拳，在食指本节（第2掌指关节）前，桡侧凹陷处。	热病、腮肿、咽喉肿痛、颌肿、鼻出血、齿痛、口干、口眼㖞斜、三叉神经痛、肩背痛；嗜睡、目痛、目翳、便秘。	灸3壮
三间	微握拳，食指桡侧，第2掌指关节后，第2掌骨小头上方处取穴。	泄热止痛、利咽。主喉痹、哽咽、下齿龋痛、嗜卧、胸腹满、肠鸣洞泄、寒热疟疾、唇焦口干、伤寒气热、身寒结水。	灸3壮
阳溪	在腕背横纹桡侧，拇指向上翘起时，当拇短伸肌腱与拇长伸肌腱之间的凹陷中。	鼻炎、耳聋、耳鸣、结膜炎、角膜炎；面神经麻痹、癫痫、精神病；腕关节及周围软组织疾病、扁桃体炎等。	灸5壮
偏历	屈肘，在前臂背面桡侧，当阳溪与曲池连线上，腕背横纹上3寸。	鼻出血、耳聋、耳鸣、目赤、齿痛、咽喉肿痛、口眼㖞斜、水肿、腕臂痛等。	灸3壮
温溜	屈肘，在前臂背面桡侧，当阳溪与曲池连线上，腕背横纹上5寸。	口腔炎、舌炎、腮腺炎；扁桃体炎、面神经麻痹、下腹壁肌肉痉挛、前臂疼痛。	灸3～5壮
下廉	在前臂背面桡侧，当阳溪与曲池连线上，肘横纹下4寸。	网球肘、肘关节炎；腹痛、肠鸣音亢进；急性脑血管病。	灸3～5壮
上廉	在前臂背面桡侧，当阳溪与曲池连线上，肘横纹下3寸。	头痛、目眩、肠鸣腹痛、肩臂酸痛、手臂麻木、上肢不遂等。	灸3～7壮
手三里	在前臂背面桡侧，当阳溪与曲池连线上，肘横纹下2寸。	腰痛、肩臂痛、上肢麻痹半身不遂；溃疡病、肠炎、消化不良、牙痛、口腔炎等。	灸3～7壮
肘髎	在臂外侧，屈肘，曲池上1寸，当肱骨边缘处。	运动系统疾病：肩周炎、肱骨外上髁炎等肘关节病。	灸3～7壮
手五里	在曲池与肩髃连线上，曲池上3寸。	咳血、肺炎、扁桃体炎、胸膜炎；偏瘫、上肢疼痛；腹膜炎、颈淋巴结核。	灸3～5壮

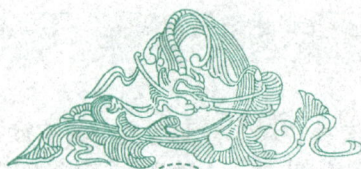

呼吸系统自我检查

手部呼吸系统反射区

（1）以拇指指腹按压肺及支气管反射区，如果有明显压痛感，则表明肺功能衰退，易出现呼吸困难、口干、多痰等症状。且拇指根部下方有许多细纹出现，以此表明呼吸器官衰弱。

（2）如果肺及支气管反射区出现白色，则表明肺气不足，易胸闷气短、呼吸失常。除此之外，还会出现阳气虚衰，卫外不固，易出现疲倦、畏风惧寒等症状。

（3）如果大鱼际丘上部发红，一般会患呼吸道炎症，如咽喉炎、支气管炎等。

（4）肺结核病患者指甲较薄且有横沟，小指弯曲，且关节处青筋暴出。

耳部呼吸系统反射区

如果耳部肺穴、扁桃体穴出现丘疹，按上去有压痛感，则表明呼吸系统易出问题。

足部呼吸系统反射区

（1）以拇指指腹按压肺及支气管反射区，如果出现明显压痛感，则表明呼吸系统易出问题。

（2）哮喘患者如果按压肺及支气管反射区，足部则会出现痉挛。

（3）如果足部趾甲发紫，则往往表明心肺有病。

手部呼吸系统反射区

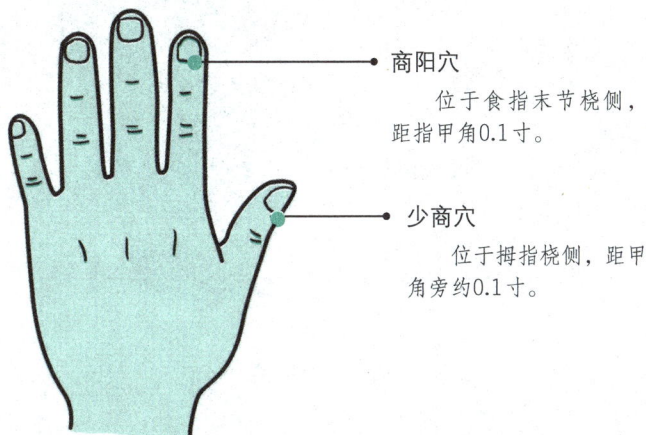

商阳穴

位于食指末节桡侧，距指甲角0.1寸。

少商穴

位于拇指桡侧，距甲角旁约0.1寸。

手部按摩操作方法

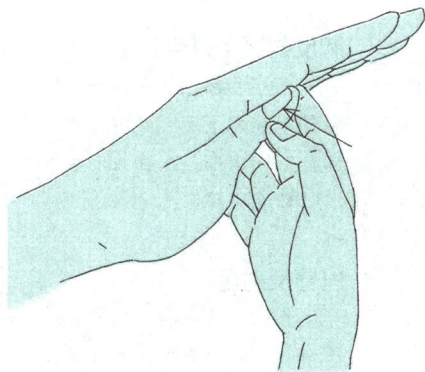

少商、商阳穴

以拇指指腹按压少商、商阳穴各5分钟，力度以产生酸痛为宜。此法能清除肺火，对热病、昏迷等有很好的作用。

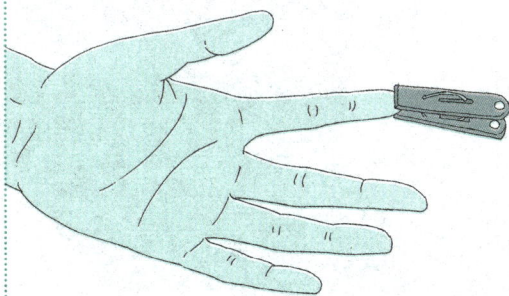

额窦反射区

用夹子夹住额窦反射区，约2分钟后松开。此法可缓解鼻燥、皮肤干涩、咽痛等症状。

耳部呼吸系统反射区

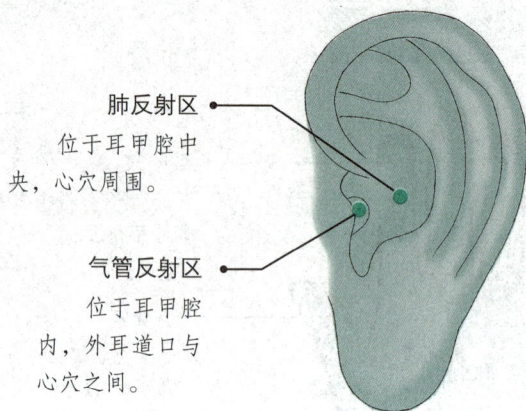

肺反射区 位于耳甲腔中央，心穴周围。

气管反射区 位于耳甲腔内，外耳道口与心穴之间。

耳穴刺激操作方法

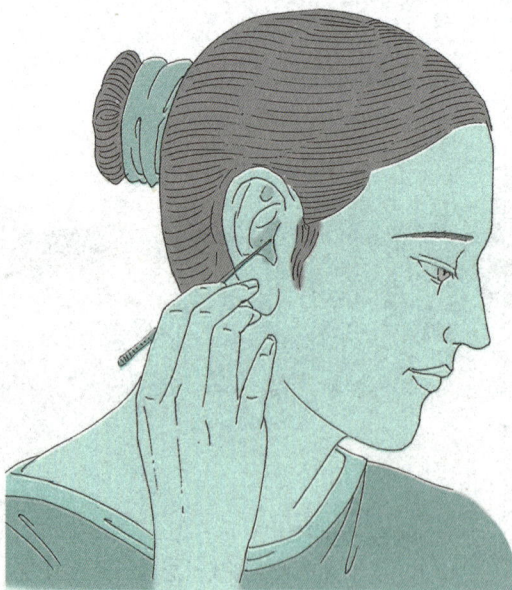

肺反射区（耳甲腔）

用食指的指腹或按摩棒在耳甲腔内呈顺时针方向按揉，力度适中，按揉数圈后逆时针方向按揉。

气管反射区

用食指的指腹或按摩棒按摩耳甲腔内的气管反射区（两耳同时进行），力度适中，每耳各揉按20次。

足部呼吸系统反射区

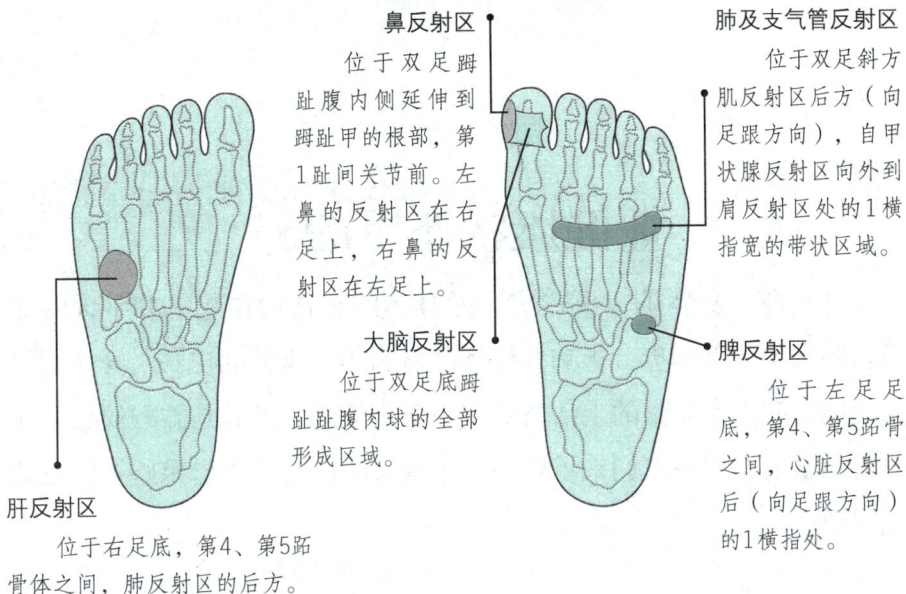

鼻反射区

位于双足蹞趾腹内侧延伸到蹞趾甲的根部，第1趾间关节前。左鼻的反射区在右足上，右鼻的反射区在左足上。

肺及支气管反射区

位于双足斜方肌反射区后方（向足跟方向），自甲状腺反射区向外到肩反射区处的1横指宽的带状区域。

大脑反射区

位于双足底蹞趾趾腹肉球的全部形成区域。

脾反射区

位于左足足底，第4、第5跖骨之间，心脏反射区后（向足跟方向）的1横指处。

肝反射区

位于右足底，第4、第5跖骨体之间，肺反射区的后方。

足部按摩操作方法

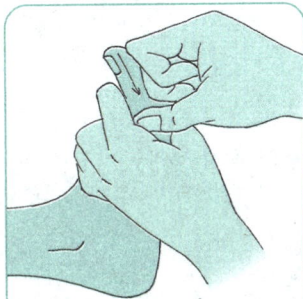

脑、鼻反射区

找准大脑、鼻反射区，一手握足，另一手半握拳，食指弯曲，以食指近节指间关节顶点施力，由足蹞趾趾端向蹞趾根部按摩，力度以反射区产生酸痛为宜。

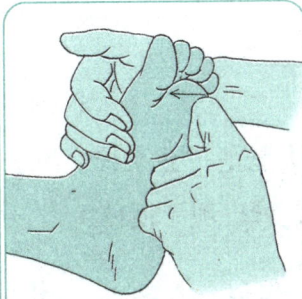

肺及支气管反射区

找准肺及支气管反射区，一手握足，另一手半握拳，食指弯曲，以食指近节指间关节顶点施力，沿肺反射区由内向外按摩，对支气管反射区以蹞指指端施力，力度以反射区产生酸痛为宜。

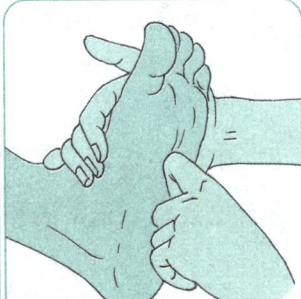

脾反射区

找准脾反射区，一手握足，另一手半握拳，食指弯曲，以食指近节指间关节顶点施力，定点按压，力度以反射区产生酸痛为宜。

7

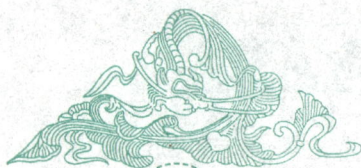

亚健康状态下的肺

肺是我们身体的重要器官，对身体的正常运作起着非常大的作用。肺部出了毛病也会影响身体其他方面的健康，如皮肤、身体的排毒功能。在当今紧张的生活节奏下，正视健康，尤其是肺的健康，显得尤为重要。现在我们来了解一下不健康的肺会呈现出哪些亚健康的症状吧。

皮肤呈锈色，晦暗

中医学认为，肺管理全身的皮肤，皮肤润泽、白皙首先要肺的功能良好。当肺中毒素比较多时，毒素会随着肺的作用沉积到皮肤上，使肤色看起来没有光泽。

便秘

中医学认为，肺和大肠是一套系统，当上面肺有毒素时，下面肠道内也会有不正常淤积，就出现了便秘。

多愁善感，容易悲伤

毒素在肺，会干扰肺内的气血运行，使得肺不能正常舒畅胸中的闷气，被压抑得多愁善感起来。人看上去也精神恍惚。

肺功能失常久了，容易引起肌肤干燥，皮肤晦暗，面容憔悴。所以应当引起足够的重视。

说到这里，相信大家对肺不健康的症状已有了一定的了解。如果想要身体长久健康，就一定要注意护肺，密切关注肺的健康。如出现

肺是人身体中的重要器官，对身体的正常运作起着很大的作用。肺部的健康也会影响身体其他部位的健康。面对现在紧张的生活节奏，正视肺部健康尤为重要。

不健康的肺呈现出的亚健康症状

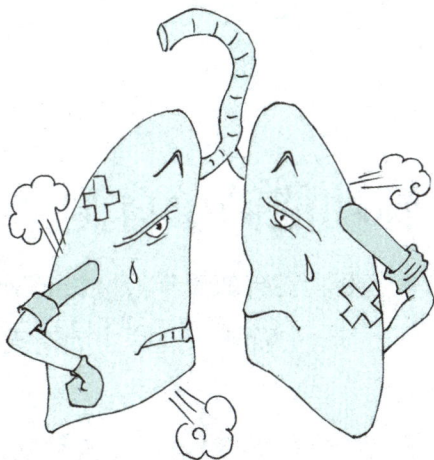

应对措施

有出现上述问题，要多留意，及时就医。忽视这些问题，到时候小问题也会变大问题。

皮肤呈锈色，晦暗

中医学认为，肺管理全身的皮肤，皮肤润泽、白皙，表明肺功能良好。当肺中毒素较多时，毒素会随着肺的作用沉积到皮肤上，使皮肤看起来没有光泽。

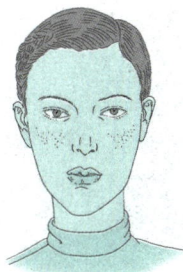

便秘

中医学认为，肺和大肠是一套系统，当肺有毒素时，肠道内也会有不正常淤积，就会出现便秘。

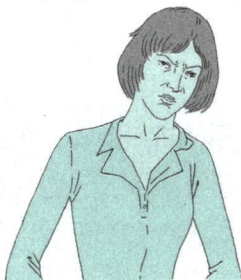

多愁善感，容易悲伤

毒素在肺，会干扰肺内的气血运行，使得肺不能正常舒畅胸中的闷气，被压抑得多愁善感起来。人看上去也精神恍惚。

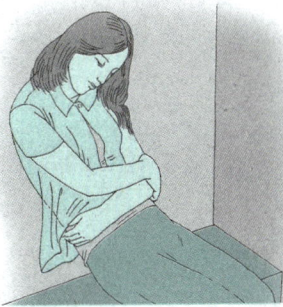

上述问题，要多留意，及时就医。忽视这些问题，到时候小问题也会变大问题的，爱护肺部，从现在做起。

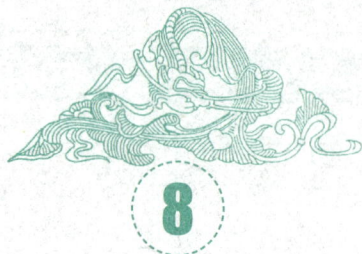

8

肺功能简单自测

据医学专家表明："肺功能会随着年龄增长而增强，25岁左右达到顶峰，此后便会逐年下降。"而吸入与呼出的空气量则是显示肺功能好坏的晴雨表。

医学上常用"肺活量"和"一秒量"来检测肺功能。前者指吸足空气后再用力猛吹，能够吹出来的最大气体容量。一般健康成年人用力将肺部空气全吹出来需要3～4秒，其中，第一秒能吹出的气体容量即"一秒量"，健康成年人为3～4升。有研究表明，当一秒量降至1.5～2升时，人做激烈运动时会感觉呼吸不畅；下降到0.5～0.6升时，在安静状态下也会出现明显的呼吸困难。

平时在生活中，我们也可以简单地进行肺功能自测。

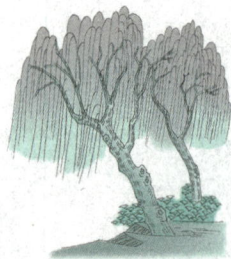

平时在生活中，我们可以简单地进行肺功能自测。

爬楼梯法

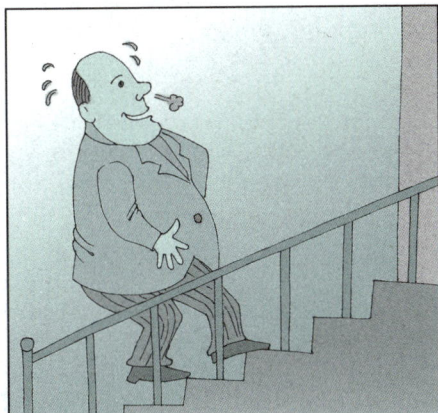

爬楼梯法

　　用不紧不慢的速度一口气上3楼，不感到明显气急与胸闷，说明心肺功能良好。

吹火柴法

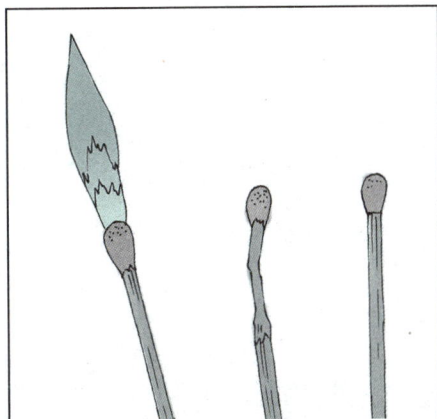

吹火柴法

　　点燃一根火柴，如果距离嘴15厘米吹不灭，说明肺功能有问题；距离嘴5厘米还吹不灭，说明肺功能很差。

憋气法

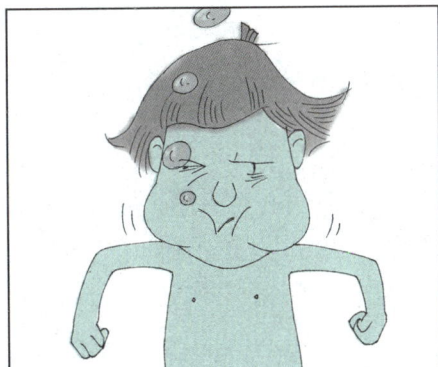

憋气法

　　深吸气后憋气，能憋气达30秒表示心肺功能很好，能憋气达20秒以上者也不错。

小运动量试验

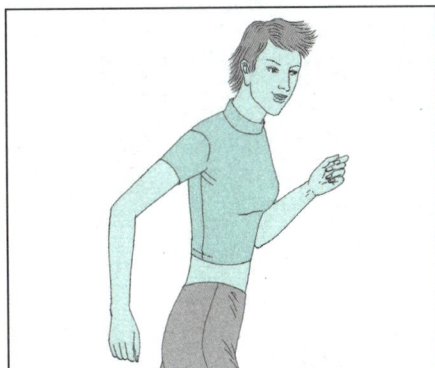

小运动量试验

　　原地跑步，让脉搏增快到每分钟约120次，停止活动后，如能在5分钟恢复正常，说明心肺功能正常。

第三章

顺"时"养肺，让你事半功倍

❀　❀　❀　❀　❀　❀　❀

　　"嘘~"别出声，静静听一听身体里的"滴答"声，这就是我们身体中的"小时钟"。而且每个器官都有各自对应的"钟"，并按照其节奏运行。正如埃克哈特·黑恩教授所述"人体内的每个进程都按照其周期运行"。

　　《黄帝内经》表明，只要能遵循生物钟来生活和工作，就能最好地按"时"养生，同时发挥身体的最大效率，我们的生活就会更科学、更健康。为此，本章重点介绍按"时"和不按"时"养肺的益处与坏处。

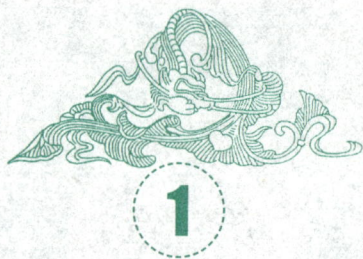

昼夜交替——人体气机从肺经开始

《黄帝内经》载："肺者，相傅之官，治节出焉。""相傅之官"在古代相当于宰相，协助心脏这个"君主"调养我们的身体。寅时，气血运行到肺，肺经活动旺盛，将肝脏储藏的新鲜血液输送到百脉，为迎接新一天的到来做准备。肺就担负起"均衡天下"的责任，对全身的气血进行重新分配。

寅时是阳气的开端，肺经接替肝经工作，人由静转动，需要新鲜的气血，肺担起重任，均衡全身的气血。

在《说文解字》中，"寅"字解释为春之将至，阳气上升，虽上有冻土，一定能破土而出。在十二生肖中，"寅"字配虎，显示虎的阳刚之气威不可挫。从天来说，一天的开始在寅时。从中医经络上讲，此时肺经当令，也正是人从静变动的开始。所以说人体的气机也是从肺经开始的。

寅时是凌晨的3～5时，日夜在进行交替，天地之气也在阴转阳。此时全身气血都流注肺经，肺经当令。"治节出焉"就是帮助治理朝政，有"节制""调理"的意思。肺在五脏中的地位是十分重要的。

当肺正在"全神贯注"分配时，最怕有"事"打扰。因为干扰会影响到全身气血的分配。就是说，在此刻某个器官特别活跃的话，肺就不得不多分配给它一些气血，这样就会导致气血分布不均。对于人体而言，这种现象是十分危险的。所以，为了肺能正常

寅时，日夜在进行交替，天地之间阴阳之气也在互相转换。此时肺经当令，全身气血都流注肺经，人由静转动，需要新鲜的气血，肺担起重任，均衡全身的气血。

阴阳交替之时，深度睡眠助养阳

在《说文解字》中，"寅"字解释为春之将至，阳气上升，虽上有冻土，一定能破土而出。显示虎的阳刚之气威不可挫。从中医经络上讲，此时肺经当令，也正是人从静变动的开始，所以说人体的气机也是从肺经开始的。

对于人体而言，这种现象是十分危险的。所以，为了肺能正常工作，寅时各器官最好都进入"休眠"状态。

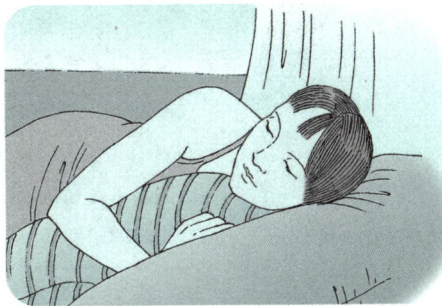

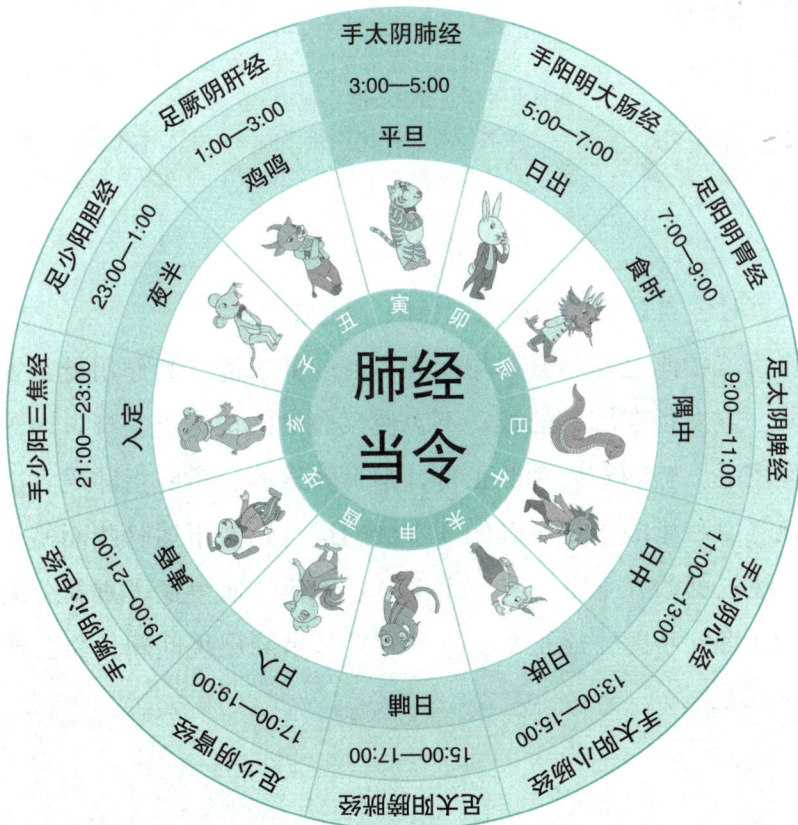

足厥阴肝经
1:00—3:00
鸡鸣

手太阴肺经
3:00—5:00
平旦

手阳明大肠经
5:00—7:00
日出

足少阳胆经
23:00—1:00
夜半

足阳明胃经
7:00—9:00
食时

手少阳三焦经
21:00—23:00
人定

足太阴脾经
9:00—11:00
隅中

肺经当令

手少阴心经
11:00—13:00
日中

手厥阴心包经
19:00—21:00
黄昏

足少阴肾经
17:00—19:00
日入

手太阳小肠经
13:00—15:00
日昳

足太阳膀胱经
15:00—17:00
晡时

气血运行到肺，肺经活动旺盛，将肝脏储藏的新鲜血液输送到百脉，为迎接新一天的到来做准备。

相傅之官，治节出焉

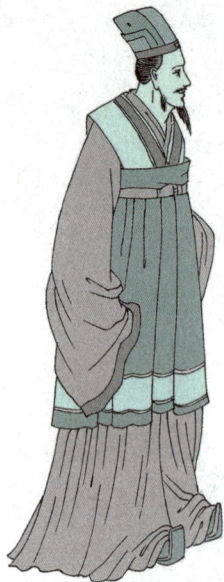

相傅之官，治节出焉

"相傅之官"在古代相当于宰相，它协助心脏这个"君主"调养身体。

相傅之官，能朝百脉

寅时，气血运行到肺，肺经活动旺盛，将肝脏储藏的新鲜血液输送到百脉，为迎接新一天的到来做准备。肺就担负起"均衡天下"的责任，对全身的气血进行重新分配。

宣发和肃降

宣发指在肺气的推动下，气血津液输布于全身，内养脏腑外润皮毛。肺的宣发功能正常，则百脉通顺。

肃降指肺气宜清宜降，使气血和津液下行，以保证水液运行，并下达膀胱而使小便通利。

通过肺的"宣发"和"肃降"，人体气血得到重新分配，人体各器官的功能才能正常。一旦宣发和肃降出现问题，就会产生身体的不适。

工作，寅时各器官最好都进入"休眠"状态。

作为"相傅之官"能"均衡天下"的肺来说，其作用就是宣发和肃降。宣发指在肺气的推动下，使气血津液输布于全身，内养脏腑外润皮毛。肺的宣发功能正常，则百脉通顺。肃降指肺气宜清宜降，使气血和津液下行，以保证水液的运行，并下达膀胱而使小便通利。通过肺的"宣发"和"肃降"，人体气血得到了重新分配，人体各器官的功能才能正常。一旦宣发和肃降出现问题，将会产生身体的不适。

"相傅之官"在古代相当于宰相。"治节出焉"就是帮助治理朝政，有"节制""调理"的意思。肺相当于五脏中的"相傅之官"，协助心脏这个"君主"调养我们的身体。

相傅之官，治节出焉

丞相的职责是辅佐皇帝处理好朝政。人体的肺就像丞相，协助心脏这个"君主"调节全身功能活动。

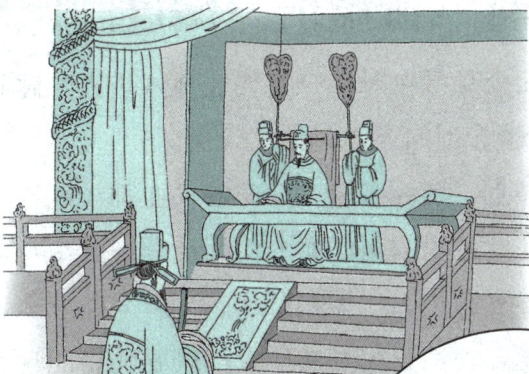

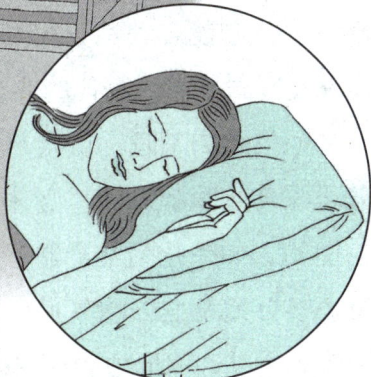

肺在专心"理政"的时候，最怕有人"打扰"而分心。

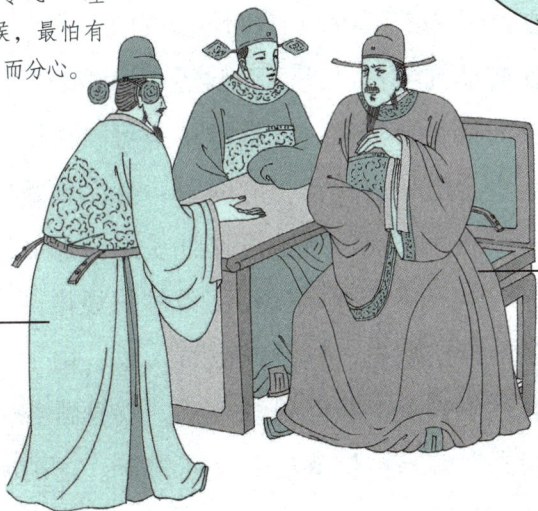

为了肺能正常工作，寅时各器官最好都进入"休眠"状态。

寅时，气血运行到肺，肺经活动旺盛，将肝脏储藏的新鲜血液输送到百脉，尽到"均衡天下"的责任，对全身的气血进行重新分配。

2

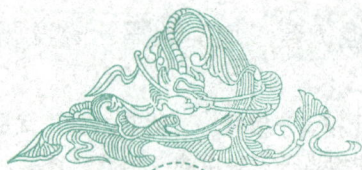

阴转阳时气血虚弱，深度睡眠重新分配

当肺调配全身气血时，一定要让身体进入熟睡状态。只有身体进入休眠状态，肺才能均衡地分配气血。

凌晨3—5点，肺经当令，全身的气血都流注肺经，肺经开始运行。将储藏在肝脏里的新鲜血液均衡地分配到全身各个部位。只有全身的各个器官都进入"休眠"状态，肺才能合理地分配气血。所以，要使肺能合理地分配气血，人不仅要睡，而且要熟睡。只有进入深度睡眠状态，人体的各个器官才会休息。

如果此刻不睡，就会严重地干扰到肺对全身气血的输布。人体处于深度睡眠状态时，身体各个器官相对是平衡的，分配气血也是均衡的。如果此刻某个器官醒着，为了维持它的正常功能，肺就不得不多分配给它一些气血，这样就会导致气血分布不均，严重损伤身体。所以，肺最怕的是熬夜到天亮和寅时醒来的人。

既然如此，那如何来判断自己是深睡眠还是浅睡眠呢？深睡眠首先是入睡较快，夜间很少会醒来，就算醒了也可以很快入睡；其次是做梦少，醒后很少会清晰地记得梦的内容；最后就是白天头脑清醒，工作起来效率很高。反之，就是浅睡眠状态。那如何进入深睡眠呢？每晚22：00—22：30上床睡觉。按照人体的规律，人在入睡40分钟后会进入睡眠的最佳状态。过了23点再入睡，由于体内阳气开始生发，大脑就会过于兴奋，从而很难入睡。就算睡着了，也会一直维持在浅睡眠状态，容易被惊醒或一直在做梦。这是因为体内

阴转阳时气血虚弱，深度睡眠重新分配

当肺调配全身气血时，一定要让身体进入熟睡状态。只有身体进入休眠，肺才能均衡地分配气血。

浅睡眠的症状

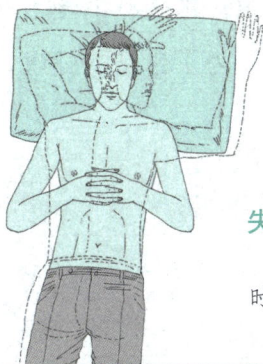

失眠

翻来覆去，长时间睡不着。

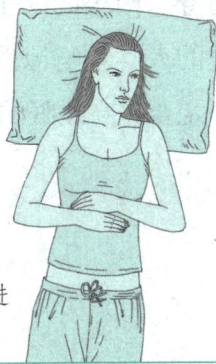

半夜醒来

半夜容易醒，醒后不容易再次进入睡眠状态。

凌晨3—5点，肺经当令，全身的气血都流注肺经，肺经开始运行。将储藏在肝脏里的新鲜血液均衡地分配到全身各个部位。

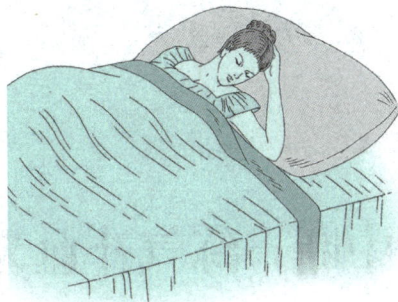

只有全身的各个器官都进入"休眠"状态，肺才能合理地分配气血。所以，要使肺能合理地分配气血，人不仅要睡，而且要熟睡。

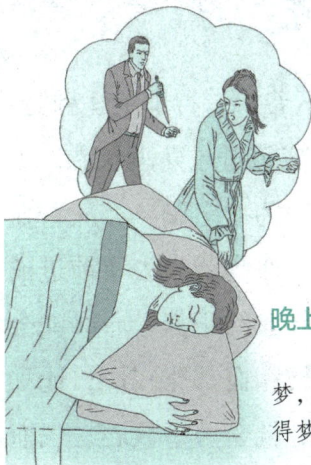

晚上做梦

晚上经常做梦，醒来后能够记得梦里的内容。

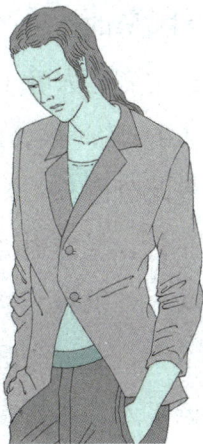

精神萎靡

白天无精打采，郁郁寡欢，做事效率不高。

第三章 顺『时』养肺，让你事半功倍

53

的各个器官还没有完全休息，肺的"治节"功能就会受到影响，气血得不到合理的分配，人在次日清晨醒来后就会感觉浑身倦怠、头脑不清楚，工作效率也会大大下降。

现在有些年轻人不是熬夜到天亮，就是寅时醒来睡不着，这对于肺来说是最糟糕的。如果此时再伴有盗汗的现象，问题就更大了。如果长期盗汗，会伤及五脏六腑。无论是阴虚还是阳虚，都会伤身。阳虚的人平时倦怠无神，喜欢喝热的东西，越来越消瘦；阴虚的人喜欢吃凉的东西，人却很精神。所以说，为了自己的健康，一定要提高睡眠的质量。

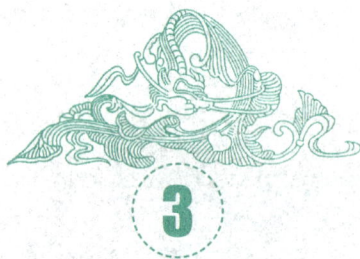

3

睡眠中断，练气补血为主

如果出现睡眠中断，则多为气血不足，如此，肺就起不到宣发和肃降的作用。而练气是最好的补血方法。

有些人晚上睡到半夜就会醒来，再也睡不着了，特别是睡到3点或4点的时候。此时是寅时，肺经当令，人体应该进入熟睡状态。如果此刻醒来，则表明肺气不足、气血虚。"气为血之帅"，气行血亦行，气虚血亦虚，气滞血亦滞。肺气不足，血也就失去了前进的动力，很难到达全身各处。气血养神，缺乏气血的滋养，心神就会不安，造成失眠或过早醒来。还有就是本身气和血都比较虚，比如老年人、体质虚弱的人，肺在进行气血分配时就会力不从心。气血

如果出现睡眠中断，则多为气血不足，如此，肺就起不到宣发和肃降的作用。而练气是最好的补血方法。

气血不足寝难安

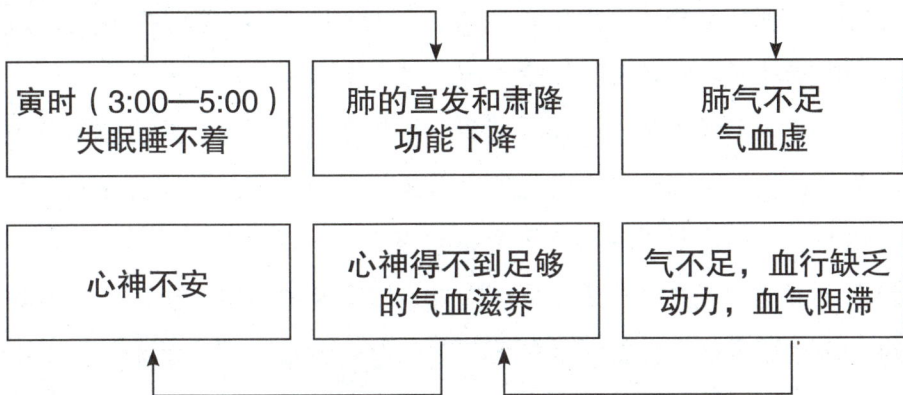

寅时（3:00—5:00）失眠睡不着	肺的宣发和肃降功能下降	肺气不足气血虚

心神不安	心神得不到足够的气血滋养	气不足，血行缺乏动力，血气阻滞

寅时失眠练练气

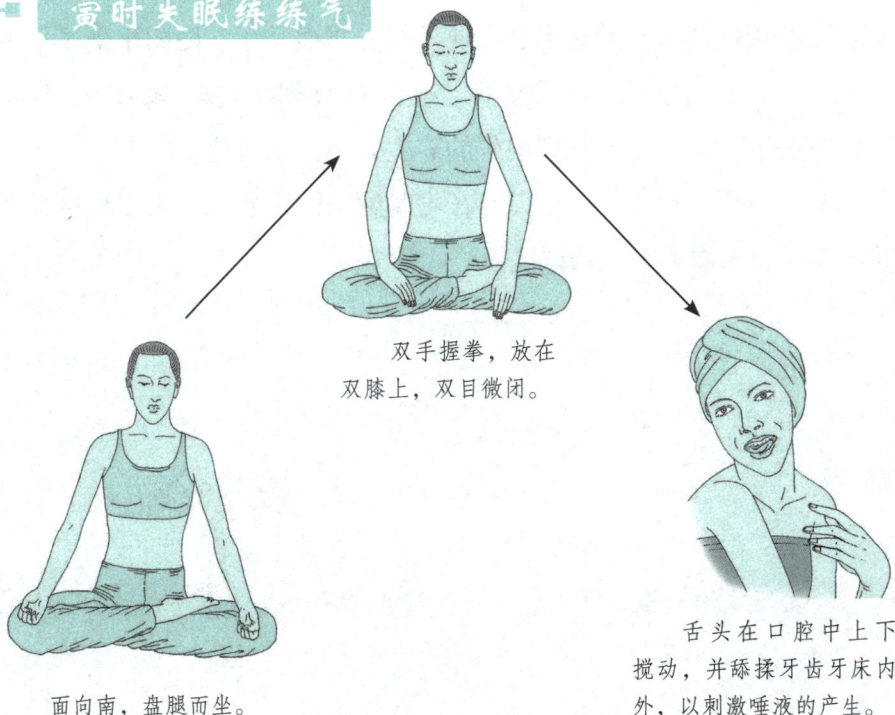

双手握拳，放在双膝上，双目微闭。

面向南，盘腿而坐。

舌头在口腔中上下搅动，并舔揉牙齿牙床内外，以刺激唾液的产生。

不够用，心神得不到滋养，也会出现失眠。老年人因为本来就没有多少气血来分配，自然会早醒，睡不着就出门锻炼身体。可是此时人由静转动，人体各部位对气血的需求量增大，必然加重了心脏负担，容易引发心脏病，严重的会导致死亡。

肺主一身之气，寅时肺经当令，其对全身的气血重新进行分配，特点是"多气少血"，所以人在此时一般会睡得很沉。如果在此刻总会醒来，那就是身体在发出预警信号。因为睡不着，就会打扰肺的宣发和肃降功能。此时若能酣然大睡，对人体则是最好的保护。

有些人，晚上睡不着就爱着急，可越急越睡不着。此时睡不着也没关系，我们可以在这个时间段来练练气。睡不着时，起身披衣面南盘腿而坐，然后双手握拳置于弯曲的膝盖上，双目微闭。用舌头在口腔中上下搅动，并舔揉牙齿牙床内外，以刺激唾液的产生。当唾液盈口，徐徐咽下。古人把唾液称为"金浆""玉液""人参果"。在中医中，唾液又称"津"，又有"津血同源"的说法。津液和血都是饮食的精气所化，彼此可以相互滋生、相互影响。气血亏，津液就会不足；津液损耗过多，气血也会出现亏损。气血足了，阴阳平衡了，不只睡眠好，疾病也就无影无踪了。对于气血虚弱的老年人来讲，经常按此方法进行练习，会收到很好的养生效果。既可化生气血，又可益肺护肾，可谓一举多得。所以，在寅时醒来睡不着练练气，促进睡眠又养生，常失眠的人不妨试试。

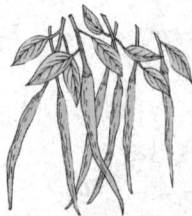

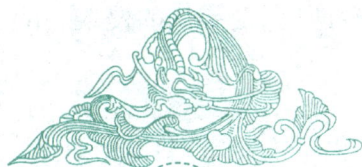

4

心脏功能不好的人，赖床即养生

锻炼要有时有节，不能随心而动。特别是心脏功能不好者，早起锻炼有百害而无一利。但是，可以躺在床上锻炼，这样也能达到养生的目的。

有句成语叫"闻鸡起舞"。就是鸡叫第一遍时就要起来锻炼。但这不适合所有人。一定要掌握好这个度。如果你早上四五点起来，就会影响到肺功能的正常发挥，对身体反而无益。肺经的"肃降"功能、气血津液的下行就不能顺利进行。只有熟睡，才能使肺的肃降功能正常发挥。清晨正好是人体阳气生发的时候，静静地休息可以避免人体生发阳气受到干扰。如果过早起床锻炼，反而会使阳气过早消耗，对人体健康极为不利。况且寅时太阳还没有升起，温度很低，寒气袭人，为了抵御寒气，就会大量地消耗我们体内刚刚生发起来的阳气。太阳没有升起来，地面的瘴气、浊气往上走。锻炼时加速了肺的呼吸，若是吸进了这些污浊之气，对身体同样是不利的。

有些老年人或体质虚弱的人，因为体内的气血不足，不能安心养神，早上四五点就醒了，想再入睡则很难了，就会起床运动，导致气血本来就不足，还要硬生生地调上一些来供养各个器官，心脏的负担大大增加。心脏不好的人，很可能会因此猝死。那么什么时候起床好呢？一般认为7点后起床比较合适。如果醒得较早，可以闭着眼睛躺在床上。清晨阳气刚刚升起，静卧可以养阳，使神志安定。阳气足，人体就可以免受疾病的侵袭。除了静卧，我们还可以在床上做些小运动。

干梳头

张开手指做梳状，由前向后梳理头发，既可以促进头部气血的循环，又可以达到护发防脱的目的。

轻揉耳轮

用双手轻揉左右耳轮，至发热为止，也可用拍打的方法，双手距耳郭10～15厘米，每次拍100次，力度要轻柔，不可过猛。耳朵上穴位多，轻揉或轻拍可以促进耳部气血循环，还可活跃肾气，使听力正常。

转眼球

眼球做顺时针、逆时针转动约1分钟，可锻炼眼肌，使双目明亮有神。

叩齿

凝神静心，口唇紧闭，全身放松，上下齿有节律地互相轻叩，大约做100下，可以起到固齿生津的效果。

按摩肚脐

将双手手掌重叠在一起，按顺时针方向轻轻按摩肚脐3分钟。肚脐是神阙穴的位置，周围还有关元、气海、丹田、中脘等穴位，此方法可起到提神补气之功效。

收腹提肛

反复收腹，使肛门上提，可起到防治痔痛的效果。

左右翻身

躺在床上向左、向右翻身1分钟，可锻炼脊柱关节和腰部肌肉。

锻炼要适度有节，不能随心所欲。特别是心脏功能不好者，早起锻炼有百害而无一利。但是可以躺在床上锻炼，这样也能达到养生的目的。

阳气初升，小运动养养神

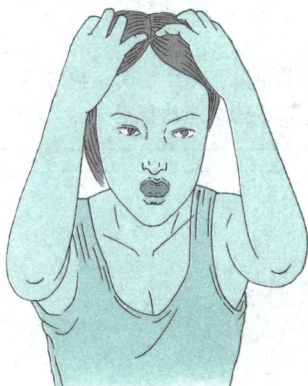

干梳头 张开手指做梳状，由前向后梳理头发，既可以促进头部气血的循环，又可以达到护发防脱的目的。

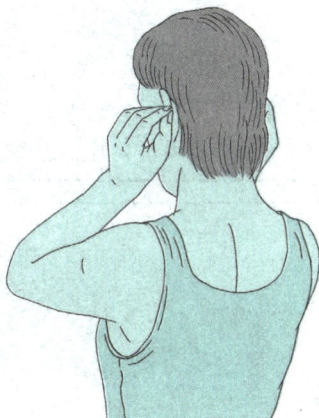

轻揉耳轮 用双手轻揉左右耳轮，至发热为止，也可用拍打法，双手距耳郭约10厘米，拍100次，力度轻柔。

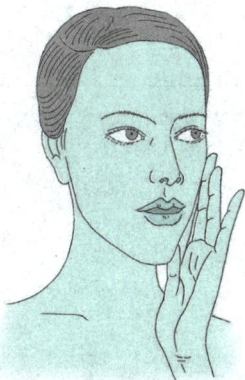

转眼球 眼球做顺时针、逆时针转动约1分钟，可锻炼眼肌，使双目明亮有神。

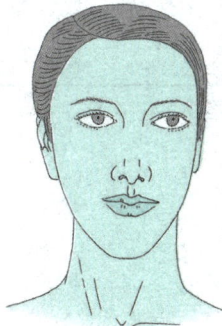

叩齿 凝神静心，口唇紧闭，全身放松，上下齿有节律地轻叩，大约做100下，可以起到固齿生津的作用。

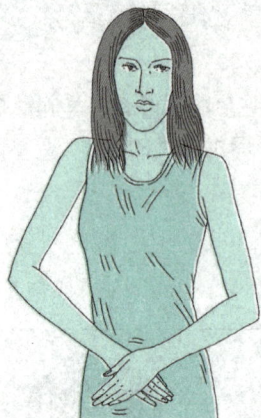

按摩肚脐 将双手手掌重叠在一起，按顺时针方向轻轻按摩肚脐3分钟。

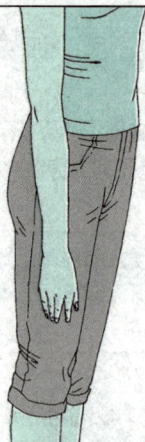

收腹提肛 反复收腹，使肛门上提，可起到防治痔病的作用。

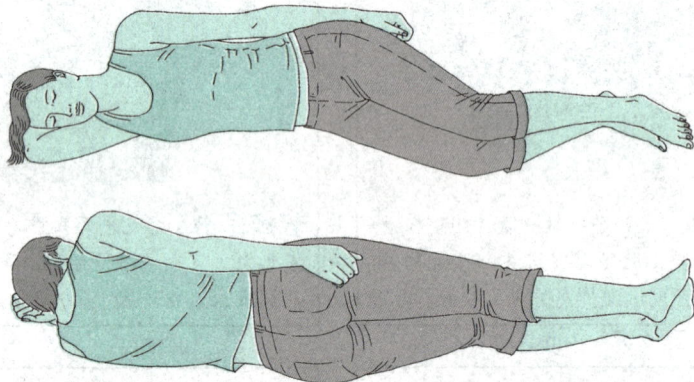

左右翻身 躺在床上向左、向右翻身1分钟，可锻炼脊柱大关节和腰部肌肉。

摩搓足心 足心为肾经涌泉穴的位置，手心为劳官穴的位置，以手心按摩足心100次，可达到补肾强心的效果。

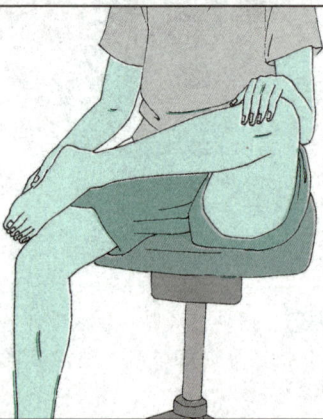

摩搓足心

足心为肾经涌泉穴的位置，手心为劳宫穴的位置，以手心按摩足心100次，可起到补肾强心的作用。

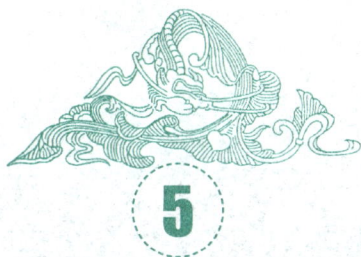

5

春季防风邪，护肺终结百病

一年四季，有春温夏热秋爽冬寒之分，也有春生夏长秋收冬藏之别。在中医的五行学说里，肺是属金秋的，然而，不论何季，肺经如不加以补养呵护，都会受到侵害损伤。春天，气温回升，风温时疫易发，如流感、麻疹、肺炎、禽流感等，都会犯肺；夏天，由暖转热，心肝胆胃之火和暑热都会刑克肺金；秋天乃肺之本命季，燥邪最易伤肺；冬天，天气寒冷，稍失保暖，寒邪又易侵肺。为抵御四时之"犯肺""克肺""伤肺""侵肺"，未病之时应加以预防，尤其是平素肺气虚损及肺邪未清者，如慢性支气管炎、肺气肿、支气管扩张、支气管哮喘、肺结核等患者及吸烟嗜酒者，更应加以预防。

春天的天气变化无常，乍暖还寒之际，地气、寒气还是存在的。尤其是天气转暖之时，人体的毛孔是张开的，一不注意，当天气转冷，寒邪入侵后，就容易得咳嗽、哮喘等病。而且这时候病邪的活性特别强，特别是抵抗力较弱的老年人与小孩，稍不小心就会感染疾病。特别是常见的呼吸道疾病，如流行性感冒与上呼吸道感染。

　　肺是最容易受到外来有害物质侵害的脏器，是人体防范疾病的第一道关卡，因此春季要护肺。

春天风多，天气忽冷忽热。

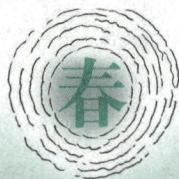

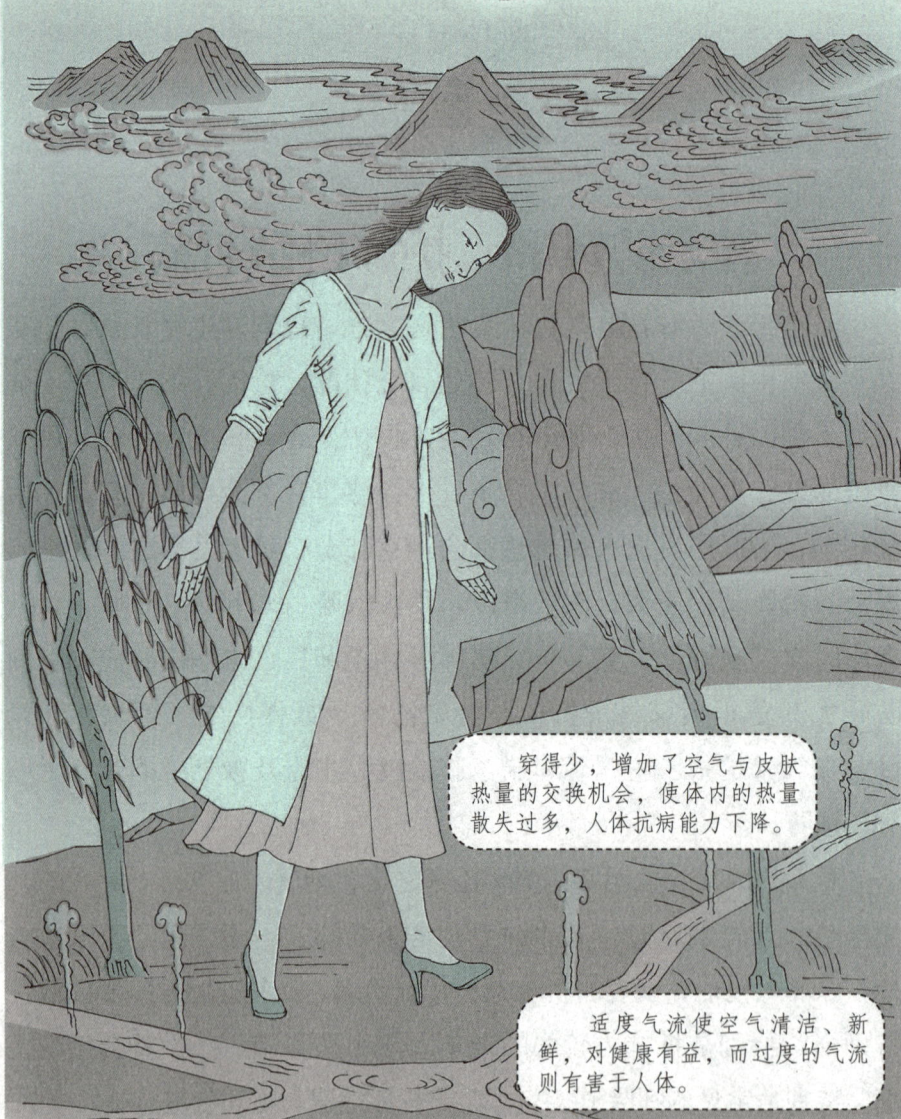

春

穿得少，增加了空气与皮肤热量的交换机会，使体内的热量散失过多，人体抗病能力下降。

适度气流使空气清洁、新鲜，对健康有益，而过度的气流则有害于人体。

家住南宁市明秀路的张女士就是这样。张女士是名教师，36岁。由于年前不注意患上了咳嗽。可由于不对症治疗，她的咳嗽持续多日未好。后经中医诊断，她是由于开春时不注意护肺保暖，风寒犯肺，患上了春咳。而她一开始就去打针输液，三四天之后，由风寒又转成风热，病情就拖了下来。医生对症给张女士开了中药。吃了中药，张女士的咳嗽症状日渐转好。

中医学认为"肺主皮毛，温邪上受，首先犯肺"。也就是说，肺是最容易受到外来有害物质侵害的脏器，是人体防范疾病的第一道关卡，因此春季要护肺。

以肺养肺，养肾护肺二者兼顾

中医讲究以形补形。在春季的饮食中，可以多喝一些养肺汤，因为春季肺易伤，如果肺不好，就容易感冒咳嗽。食猪肺可以起到很好的养护作用。但护肺的同时要养肾。因为肺为气之源，肾为气之根，脾胃为气之枢纽。肺脾肾之间是互相联系、互相作用的。肺的气发源于肾，所以养肾对护肺非常重要。

运动养肺不可少

增强人体抵抗病邪的能力，步行是最简便、安全的养肺运动，体质较弱者可以从慢速散步开始，每日步行500～1500米，开始时可用自己习惯的速度走，然后用稍快的速度，适应后再逐渐增加锻炼的时间和距离。每天早晚各1次，每次锻炼半小时左右；也可隔天锻炼1次，每次连续1小时。慢跑能使全身得到运动，可防止肺组织的弹性衰退，速度自己掌握，强度以边跑能边与人说话、不觉难受、不喘粗气为宜。体质弱者可减量。

静坐呼吸滋阴养肺

我们可于每晚临睡前练习静坐呼吸：将双手平放在膝盖上，腰身坐直，轻闭双眼。先慢慢地从鼻腔吸气，使肺下部充满空气，同时使下腹部轻轻鼓起，并有意识地设想吸入的气流已达到并聚积在下腹部（即所谓气感）。在吸气过程中，由于胸廓向上抬，横膈膜往下移，胸腔充气，使气感到达肺的上部，并使之扩张到上边缘。这个过程大约需要五六秒。接着保持气感5秒，通过长期练习气感，有时可维持到10秒甚至10秒以上，使肺部充分地吸收所能吸收到的氧气。然后再慢慢地呼气，肋骨和胸腔渐渐恢复到原来的位置。在开始下一次吸气过程之前，暂时停顿两三秒，再重新吸气。如此反复10次。

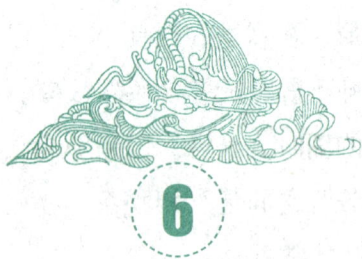

6

夏季不可贪凉，不能图一时之快

肺很娇嫩，内寒、外寒都会影响肺的功能。做到保暖就是养肺。

炎热的夏季，人们就希望能下一场大雨，睡个安心觉。感觉热，把门窗都打开，但还是不能入睡，于是干脆将空调或风扇打开。这下人倒是凉快地睡着了，可我们的身体却吃不消了。第二天就会感到浑身乏力、骨节酸痛，这就表明肺受寒了。《黄帝内经》说："肺主宣发肃降，肺是水上之源，肺开窍于鼻，肺主皮毛，诸气郁，皆属于肺，在志为忧悲，在液为涕，在体合皮毛，在窍为鼻。"大概意思是说，肺有宣发和肃降的作用，当忧郁悲愤时，向上宣发，鼻是肺呼吸的通道，悲痛就会转为鼻涕，宣发出来。肺是内脏里最为娇气的一个器官，又为五脏六腑之盖。当外寒从口鼻皮毛而入，肺首当其冲，则

中医学认为，"以肺养肺"就是将动物肺配上中药一起做成药膳，既能达到补肺的作用，又能防治一些呼吸系统疾病。

养肺食疗汤

食疗方	制作方法	功效
罗汉果猪肺汤	鲜猪肺（洗净，切小块）250克，罗汉果1个。将猪肺放在锅内炒至咖啡色，入罗汉果，再加清水适量，煮沸1~2小时，加调料调味后食用。	可润肺止咳、清肺化痰，适用于肺燥所致的咳嗽无痰、咳痰不爽、咽干口燥等。
川贝雪梨煲猪肺	猪肺250克，雪梨2个，川贝母10克，生姜（切末）6克，冰糖12克。猪肺洗净，雪梨切块，同冰糖、川贝母、生姜一同入锅，加适量清水，武火烧沸后改用小火熬煮2小时，然后调味服食。食猪肺、梨，饮汤，每日分2次食完。	可养阴润肺、清热生津、化痰止咳，治疗干咳喜饮、咳痰不爽等。
白及炖羊肺	羊肺（洗净，用沸水余去血水，切成块）200克，白及（洗净润透，切薄片）15克，姜拍松10克，葱（切段）15克，盐、味精适量。将以上材料一并入锅，再加料酒15毫升、清水1500毫升，用武火烧沸后改用小火炖煮35分钟，最后加适量盐、味精即成。	可补肺止血、消肿生肌，适用于肺炎患者。
杏仁萝卜煮牛肺	牛肺（洗净，沸水烫一下，切块）250克，萝卜（洗净切块）250克，杏仁（去皮、尖）15克，姜汁、料酒适量。将牛肺加适量姜汁、料酒，旺火炒透。再将萝卜、杏仁放入锅，加水2000毫升，煮熟，吃肺饮汤。	可补肺清肺、降气化痰，适用于肺虚体弱者、慢性支气管炎患者。
姜汁牛肺糯米饭	牛肺（洗净切块）200克，糯米50克，生姜汁15毫升。将牛肺、糯米同入锅，小火焖熟，起锅时加生姜汁15毫升即可。	可补肺祛痰、暖脾胃，适用于老年人咳嗽日久或慢性支气管炎患者。
鱼腥草炖羊肺	羊肺200克，鱼腥草20克，料酒15毫升。将羊肺洗净后用沸水余去血水，切块，入锅，加鱼腥草，料酒15毫升，清水1500毫升，葱、姜适量，武火烧沸后改用小火炖煮35分钟，加盐、味精即成。	可清热解毒、补肺消炎，适用于肺炎患者。

先受损。

夜里室内保持温暖才能养阴护阳。俗话说"万物生成靠太阳"，就是万物之生由乎阳，万物之死亦由乎阳，阳气为生命之本。人的生长、津液的生成皆赖于阳气，所以"阳强则寿，阳衰则夭"。养生定要养阳。人睡着时，气血流通相对缓慢，体温也会慢慢降下来，此时阳气会在体表形成一种保护层，阻止邪气的侵犯。一般而言，当人睡着时这层阳气是不会受到破坏的。但是，如果晚上打开空调，人体为了抵御寒气，消耗体内大量的阳气，这个保护层就会受到破坏。身体失去了保护的屏障，寒气随之侵入肌肤。当外邪从口鼻皮毛入侵时，肺为五脏六腑之盖，首先受损的就是肺。肺叶又很娇嫩，是受不得任何伤害的，否则功能就会出现异常。肺失肃降的话，肺气上逆就易导致咳嗽。咳嗽时间长了，痰就会多，导致肺气虚。肺气虚更无法抵御外邪的侵袭，肺病就会治不了根。肺出了故障，也会连带脾、肾及心等器官，正所谓"百病丛生"。

所以，我们要保护好肺，不使其受到任何伤害。晚上睡觉最好也不要开空调。开空调对肺的伤害是很大的。

《黄帝内经》讲，人要顺应天时，不能违背自然规律。夏天人就应该把毛孔张开，把体内的热量散发出来。热散发出来了，人就不会生病。但是，空调散出来的冷气使毛孔全部紧闭，热气全部积在体内。等离开有空调的环境，毛孔又都马上张开。一进一出，一关一闭，就会毁伤皮毛气机，久而久之，就会引发皮肤病。冬天也最好不要开空调，温差太大，皮肤一样会出毛病。肺主皮毛，开冷气时，皮肤会最先有感应，体表气血的运行和汗液的排泄也会受到影响，不利于肺气的宣化功能。如果天气太热，可以先将空调打开一会儿，睡前将空调关掉。另外，洗澡同样起到养肺的功效。因为皮毛为肺的屏障，洗浴可促进气血的循环，使肺与皮肤的气血流畅，从而达到润肺、养肺的目的。

"天开于子，地辟于丑，人生于寅。"这虽是道家的思想，但是

肺是内脏里最娇气的一个器官，又为五脏六腑之盖。当外寒从口鼻皮毛而入时，肺首当其冲，先受损。晚上睡觉最好不要开空调，开空调对肺的伤害是很大的。

寒邪伤肺

| 整晚开窗睡觉 | 寒气入侵 | 咳嗽，痰多 |

为了抵御寒气，人体内大量阳气被耗损，导致肺寒。

| 连累脾、胃、心、肾等脏器 | 邪气入侵 | 开空调入睡 |

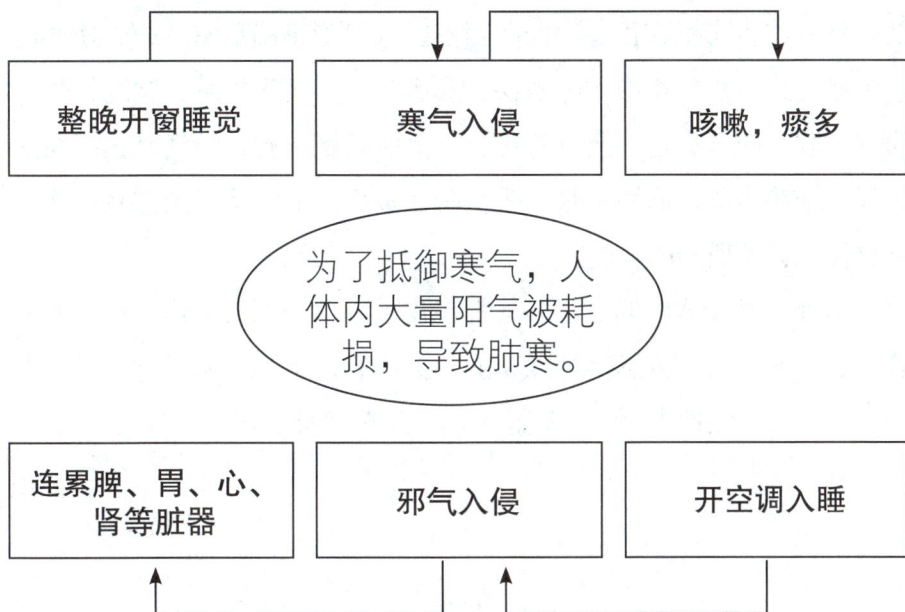

长时间待在空调房里，肩膀和腰背易遭受风寒湿等病邪的侵袭，遇到这种情况，可烧制一些热姜汤，在热姜汤里加少许盐和醋，然后用毛巾浸水拧干，敷于患处，反复数次。此法能舒筋活血，缓解疼痛。

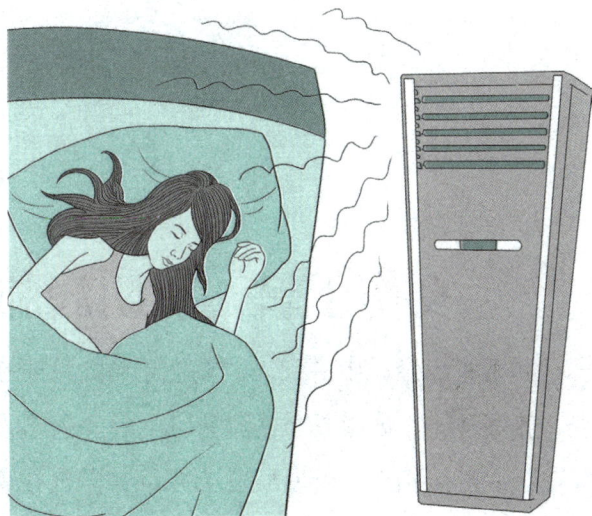

其中却藏着许多天地万物运化的道理。天、地、人是相应相生的，要顺应天地的变化，才能做到"天人合一"。人们常说，人出生是应着哭声而来的。为什么呢？因为一哭肺叶就张开了，就可以呼吸。如果不哭，肺叶就不能宣开，则于呼吸不利。所以哭声也是肺的声音，哭可以帮助婴儿强健肺。

经常练习呼吸吐纳也可以起到养肺的作用。在"健身六字诀"中，"嘶"音与肺对应。发这个音时，上下齿对齐，中间略微留一狭缝，然后将舌尖抵在齿缝中间。当然，仅口形正确是不够的，还要注意呼吸方式。需采用腹式呼吸法，鼻吸口呼。鼻吸气时，胸腔扩张，腹部内收，吸气直达小腹（丹田），同时舌抵上腭；呼气时正好与此相反，胸腔内收，腹腔扩张，舌头随之放平。经常练习此方法可泄出肺之浊气、调理肺的功能。

另外，夏天体内偏寒，阳气都在皮毛上，而天气太热，不少人喜食冷饮，寒气从体内影响肺的功能，同样有害于肺。所以，平时少吃一些冷饮及寒凉性食物。"肺恶寒"，保暖才能护肺。

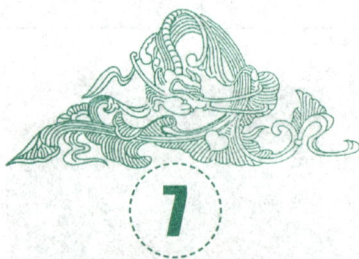

7

夏伤于暑，滋阴润肺不能歇

《黄帝内经》中讲到，"夏伤于暑，秋于痎疟"。夏季应当少盖一点，养好身体，如果夏季伤到暑气，秋季就会发展成疟疾，阳气在上阴气在下，寒热相争，就发展成为寒证，阳气在下阴气在上，寒热相争就

经常练习呼吸吐纳可以起到养肺的作用，以泄出肺之浊气，对肺起到很好的调理作用。

呼吸吐纳

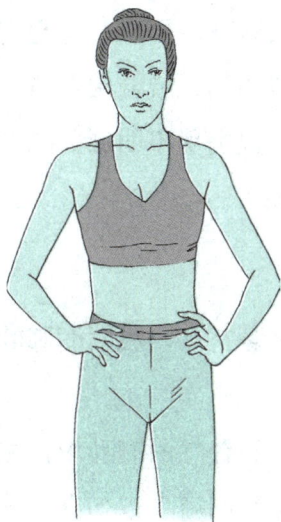

吸气　舌抵上腭，胸腔扩张，收腹，气达小腹。

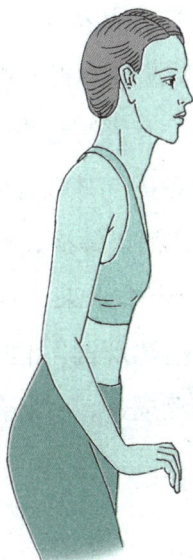

呼气　胸腔内收，腹腔扩张。舌头平抵在上下牙齿缝隙处，嘴唇微闭，吐气发出"嘶"的声音。

第三章　顺『时』养肺，让你事半功倍

发展成为热证。寒热相争，都是因为肺受了病气的侵害。所以，我们夏天应该少吃生冷的东西，如果吃多了，就会积滞在体内，到秋天就很容易生一种病，大家知道是什么病吗？叫痢疾，就是很容易拉肚子，肠胃不调。所以我们提倡吃温的，不吃太多寒凉的食品。同时面对咄咄逼人的热浪侵袭，我们除了要祛暑降温，还要注意滋阴润肺。

所谓"阴"，指体内的体液，包括血液、唾液、泪水、精液、内分泌及油脂分泌等。体内的体液不足，机体就会失去相应的濡润滋养，如津液不能输于体表，皮肤就会干燥，甚至有些人皮肤会干燥得出血；津液不能上承，口里得不到，就会出现口干舌燥。此外，如果身体出现了不明包块、硬结，或出现不明原因的发热、便血、尿血等症状，也需从滋阴润肺着手治疗。

多食祛暑益气食物

炎热的夏季，适当吃些祛暑益气、滋阴润肺的食品，对于清泄暑热、健脾利胃十分有利。

燕窝：燕窝性平，味甘，有补气阴的功用，尤其能益肺阴，为清补佳品。凡阴虚之人，尤其是肺阴虚者，如支气管扩张、肺结核、老年慢性支气管炎等患者，最宜食之。

银耳：银耳性平，味甘淡，有滋阴养胃、生津润燥的作用，为民间最常用的清补食品，尤其是对肺阴虚和胃阴虚者最为适宜。

枸杞子：枸杞子性平，味甘，有滋阴益寿之功，尤其是对肝肾阴虚的腰膝酸软、头晕目眩、视物昏花、耳鸣耳聋，或是肺阴虚的结核病盗汗、虚劳咳嗽，糖尿病的阴虚消渴等症，食之更佳。

除了以上三物，夏季的不少应季水果，如梨、葡萄和石榴，都是养肺的能手。以梨为例，它有清热解毒、润肺生津、止咳化痰等功效，不论生吃、榨汁、炖煮还是熬成膏，对肺热咳嗽、支气管炎等都有较好的治疗效果。

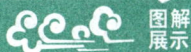

夏季暑热夹湿，暑气通心，夏伤于暑则身热心烦；暑热伤津则口干口渴；暑多夹湿，湿阻于里则小便不利；湿邪下注则见泄泻。

寒热相争，易伤肺

寒热相争，都是因为肺受了病气的侵害。所以，我们夏天应该少吃生冷的东西，如果吃多了就会积滞在体内，到秋天会很容易生痢疾。

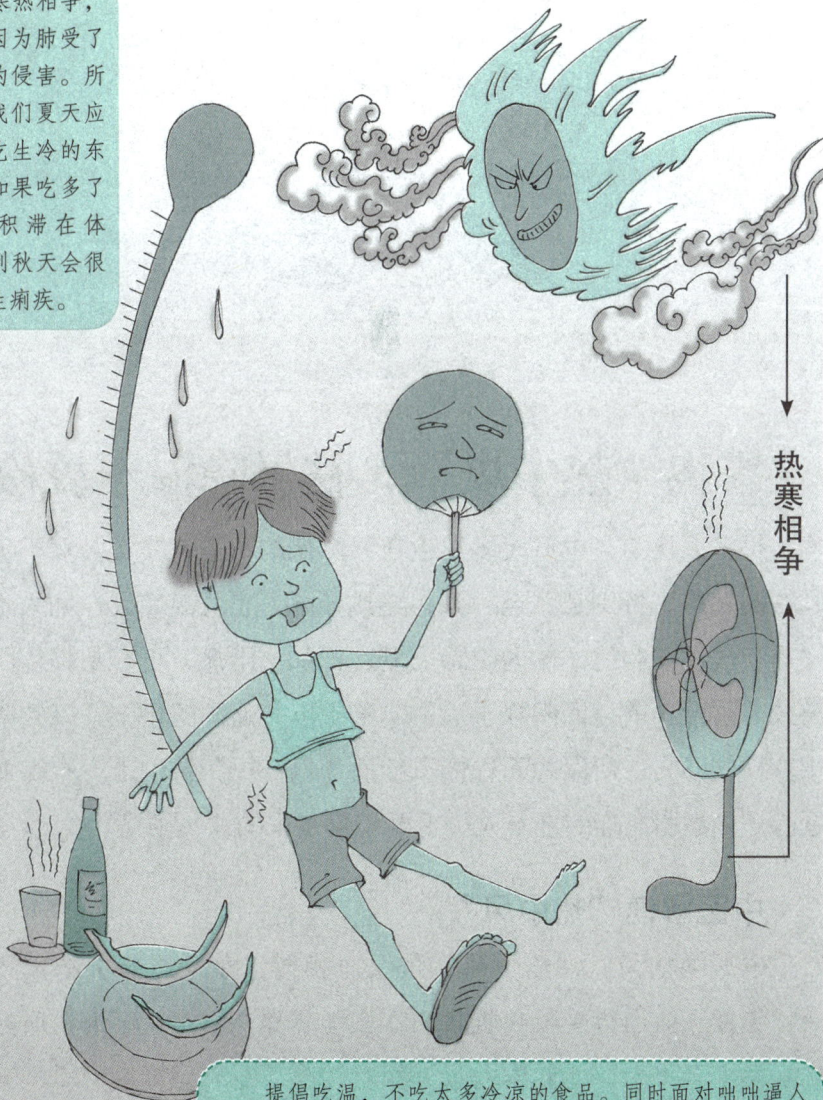

热寒相争

提倡吃温，不吃太多冷凉的食品。同时面对咄咄逼人的热浪侵袭，我们除了要祛暑降温，还要滋阴润肺。

少食寒凉之品

夏季贪食过冷之品，容易引起呕吐、泄泻等急性胃肠道不适。尤其是儿童，若过多食用冰冷食品，会损伤脾胃，影响其正常进食，出现食欲缺乏、面黄发稀、体质虚弱等。正如《摄生消息论》所说："夏季心旺肾衰，虽大热，不宜吃冷淘冰雪、蜜冰、凉粉、凉粥，饱腹受寒，必起霍乱。"

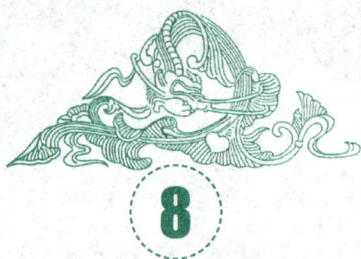

8

警惕"热中风"，祛暑降温不放松

很多人认为，中风大多发生在气温低的冬季。其实，夏季也是中风的高发季。特别是夏至时分，酷热多雨，空气湿度大，如果不能顺应季节气候的变化，体内阴阳失调，再加上出汗，更容易损耗阴津，导致"阴亏于前，而阳损于后；阴陷于下，而阳泛于上，以致阴阳失相，精气不交，所以忽而昏愦，猝然仆倒……"特别是患有高血压、冠心病、高脂血症的老年人，更要警惕夏季的"热中风"。

中医解读"热中风"

中医学认为，"热中风"是气血相搏，血气留滞于脑，经气瘀滞，导致气血运行受阻，肌肤筋脉失于濡养，阴阳互不维系所致。此病多发于老年人，他们体内水分相对较少，更容易损耗阴津，若再终日纳凉于深堂湿地，或彻夜露宿，或电扇、空调不离身，或冷食不离

很多人认为，中风大多发生在气温低的冬季。其实，夏季也是中风的高发季。一年中，平均气温在0℃以下的隆冬和平均气温在32℃以上的盛夏为该病的高发期。

中风症状

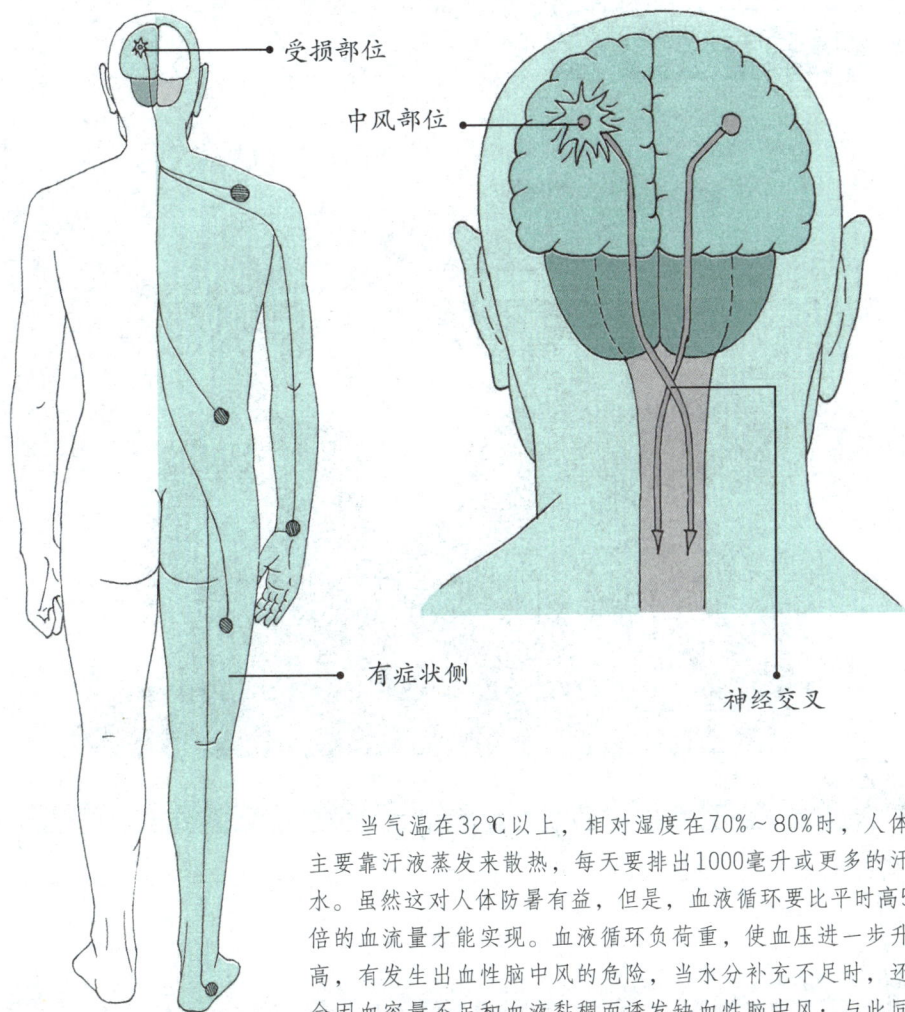

受损部位

中风部位

有症状侧

神经交叉

当气温在32℃以上，相对湿度在70%~80%时，人体主要靠汗液蒸发来散热，每天要排出1000毫升或更多的汗水。虽然这对人体防暑有益，但是，血液循环要比平时高5倍的血流量才能实现。血液循环负荷重，使血压进一步升高，有发生出血性脑中风的危险，当水分补充不足时，还会因血容量不足和血液黏稠而诱发缺血性脑中风；与此同时，心血管调节功能不良及因脑动脉硬化原本供血不足的患者，更易诱发脑梗死；加上高温酷热使人心情烦躁，情绪变化较大，引起机体血压波动，继而诱发中风。

口，就会出现头晕、头痛、半身麻木酸软、肢体无力、视物模糊、频繁打哈欠等，这些都是中风前的症状，俗称小中风。

酷暑时节莫贪凉

《景岳全书·非风》指出"夏月暑热，不得于星月下露卧，兼使睡着，使人扇风取凉。一时虽快，风入腠理，其患最深，贪凉兼汗身

如何预防热中风

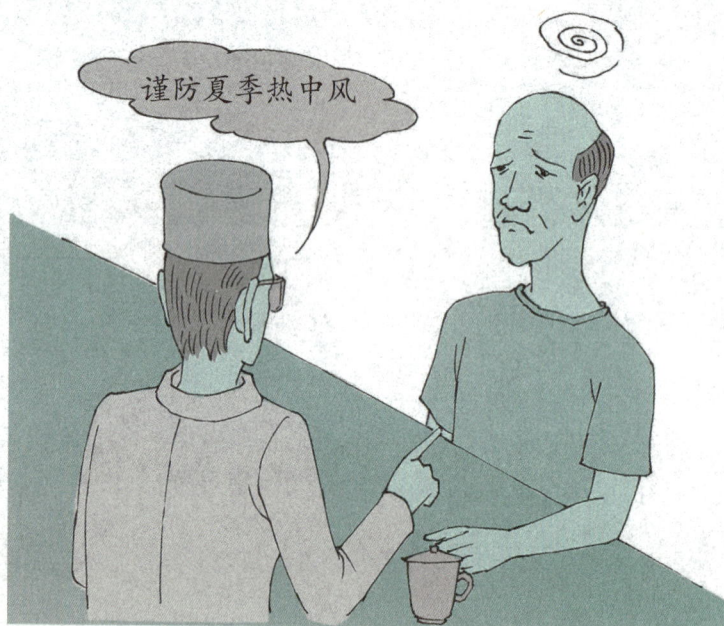

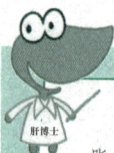

谨防夏季热中风

如何预防夏季热中风

首先，要提高对热中风的认识。中老年人应遵医嘱，控制好血压、血脂、血糖。

其次，要避免暴晒，避开在最热时段到户外活动，尤其是重体力劳动和剧烈运动。

最后，当出汗比较多、体液损耗比较大时，多喝汤既能及时补充水分，又有利于消化吸收。

一旦出现哈欠不断、浑身无力、无精打采、昏沉欲睡现象，应想到是热中风的前兆，症状明显时要速到医院就医。

当风而卧，多风痹，手足不仁，语言謇涩，四肢瘫痪"。由此表明，贪凉虽能获一时之快，但轻则可致恶寒头痛、肌热无汗、关节酸痛的暑湿症，重则能诱发中风瘫痪等严重病症。

多喝茶、多喝汤，祛暑降温

夏天的特点是"热"，故应以"凉"克之，"燥"要以"清"驱之。当感觉烦躁易怒、两目干涩、视物模糊时，可取枸杞子、决明子各3克，菊花6克，用沸水冲泡，代茶饮用；感觉口燥咽干、咳痰带血、皮肤干燥时，可取枸杞子、黄精各3克，百合、麦冬各6克，用沸水冲泡，代茶饮用；当感觉心悸心慌、气短烦渴时，可用五味子3克，麦冬6克，党参9克，用沸水冲泡，代茶饮用。

适合夏季喝的汤，除了清热解暑的绿豆汤，还有养阴祛湿的冬瓜荷叶汤。做法：取冬瓜500克，新鲜荷叶一张，盐适量。将荷叶清洗干净，切成丝，然后将冬瓜去皮、去瓤及子，切成块，再把荷叶和冬瓜一起放入汤锅，加5碗水，先用大火煮沸，之后改用小火熬煮一会儿，煮好后再放入食盐等调味品即可饮冬瓜汤、吃冬瓜肉。

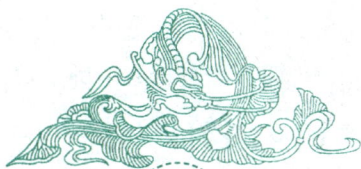

9

小暑减苦增辛，莫忘养足肺气

《黄帝内经·素问·上古天真论》云："夫四时阴阳者，万物之根本也。所以圣人春夏养阳，秋冬养阴，以从其根。故与万物沉浮于生长之门。"可见，养生之道是在四时调养，必须学会适应大自然的规律。

元代丘处机在《摄生消息论》提出："夏三月属火，主于长养心气，火旺味属苦，火能克金，金属肺，肺主辛。当夏饮食之味，宜减苦增辛以养肺。"

所谓"减苦增辛"，即少食苦味，多进辛味。中医学认为，苦味可旺心气，而小暑节气心火旺，多食苦味食物心神更易涣散。并且，过重的苦味或进食苦味食物过多会引起胃部不适，出现恶心、呕吐或泄泻等副作用。因此，饮食方面要"减苦"。而此时多吃点辛味食物，如萝卜、葱白、姜、蒜等，可避免心气偏亢，有助于补益肺气、活血、通窍、化湿等。另外，夏天总吹空调或好吃冷食，也容易寒气入肺而伤到肺。而阴阳五行中，辛味是入肺的，因此养肺气需增辛。

虽说要减苦增辛，但是我们所说的苦，不只是尝起来苦的食物，也有一些食物味道并不算苦，但实际从性味上分也是苦味食物，如橘皮。而多吃辛味，也并不等于越辣越好，像湘菜、川菜等辣味食物就有点辣过头了。从中医学理论上讲，辣椒的辣是辛味口味偏重的一种，不应多食。相对来说，葱、蒜等辛辣菜品要温和很多，在夏季可以适当多吃点，这样才能真正达到养肺之功效。

此外，在少苦多辛的同时，我们还可以适当吃些酸味食物，如柠檬、乌梅、葡萄、山楂、菠萝、杧果等，取其收敛、固涩之功效，以收敛易耗散的心气，避免心神受伤。吃饭的时候，还可以在菜肴中加些醋，以防止胃肠道疾病发生。

《黄帝内经·素问·四气调神大论》中讲到，"秋三月，此为容平。天气以急，地气以明，早卧早起，与鸡俱兴，使志安宁，以缓秋刑，收敛神气，使秋气平，无外其志，使肺气清，此秋气之应，养收之道也。逆之则伤肺，冬为飧泄，奉藏者少"。而秋天正是地气收敛的季节，要早睡早起，以缓和秋气的侵害，收敛神气，以使秋天的气息变得平和，心志不外散，可以使肺气清，反之则伤肺。所以，秋季

小暑时节的饮食应以清淡为主，少食辛辣油腻之品。如绿豆百合粥具有清热解毒、利水消肿、消暑止渴、降胆固醇、清心安神和止咳的功效。南瓜绿豆汤同样具有清暑解毒、生津益气的功效。蔬菜应多食绿叶菜及苦瓜、丝瓜、南瓜、黄瓜等，水果则以西瓜为好。下面推荐几种食疗的食品。

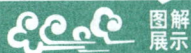

小暑食疗养肺方

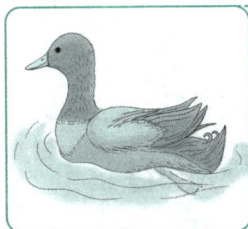

鸭蛋补夏。夏天吃蛋叫作"补夏"，使人在夏天不会消瘦，不减轻体重，劲头足，干活有力。鸭蛋中钙质、铁质等无机盐含量丰富，含钙、含铁量比鸡蛋高，是夏日补充钙、铁的首选。

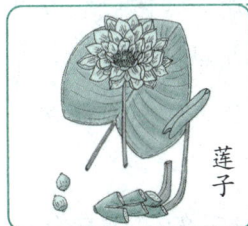

莲子

莲子养心。夏天心脏最脆弱，暑热逼人容易烦躁伤心，易伤心血。莲子心的味道虽然比较苦，但可以清心火，是养心安神的佳品，亦可壮肠胃。

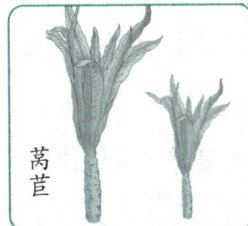

莴苣

莴苣通气。莴苣含有大量植物纤维素，能促进肠壁蠕动、通利消化道，可治疗便秘，是贫血患者的绝佳蔬菜之一。

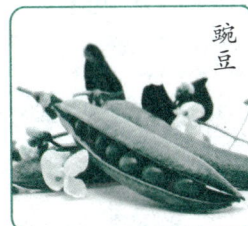

豌豆

豌豆清肠。豌豆富含人体所需的各种营养物质，尤其是含有优质蛋白质，可以提高机体的抗病能力和康复能力。而豌豆富含的粗纤维能促进大肠蠕动，保持大便通畅，起到清洁大肠的作用。

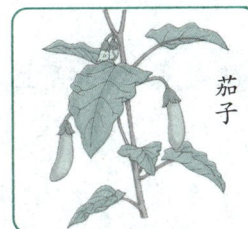

茄子

茄子抗衰老。夏季人体的损耗大，而茄子含有维生素E，有防止出血和抗衰老的作用，常吃茄子能够延缓人体衰老。茄子是为数不多的紫色蔬菜之一，在它的紫皮中有丰富的维生素E和维生素P，是其他蔬菜所不能替代的。

应当温足凉头，以清肃之气，与身体一起收敛。

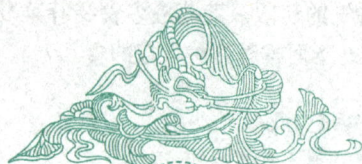

10

立秋鼻炎闹，健鼻方法早知道

俗话说"秋天到，鼻炎闹"，特别是在白露之后，人体已经没有了热燥之感，相反，会有一些寒凉的感觉。有些人在早晨起床后一开窗或一出门，或天气稍变凉，吹一下凉风都会引发鼻炎，出现鼻塞、打喷嚏、鼻流清涕等症状，甚者可发展成哮喘。

《黄帝内经》上说"肺气通于鼻"，鼻子与肺部的健康息息相关。因为肺开窍于鼻，通过温补肺阳，对鼻炎的治疗能起到很好的效果。针对不同类型的鼻炎，中医有不同的对症偏方。

经常对鼻子进行按摩，能增强局部气血流通，加强鼻子的耐寒能力，有效预防鼻炎，也能治疗伤风和鼻塞。

摩鼻

用中指和拇指先按着鼻梁的上端，以此为起点从上往下揉搓，到局部发热为止。

擦鼻

以食指指腹沿鼻翼上下反复摩擦，共做18次，冬天可增至38次。

《黄帝内经》上说"肺气通于鼻"，鼻子与肺部的健康息息相关。因为肺开窍于鼻，通过温补肺阳，对鼻炎的治疗能起到很好的效果。针对不同类型的鼻炎，中医有不同的对症按摩方法。

摩鼻

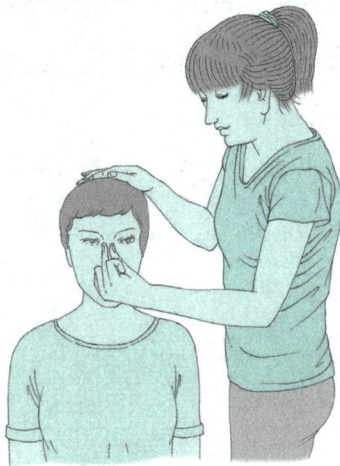

用中指和拇指先按着鼻梁的上端，以此为起点从上往下揉搓，到局部发热为止。

擦鼻

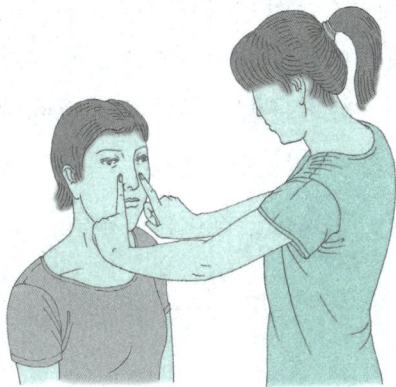

以食指指腹沿鼻翼上下反复摩擦，共做18次，冬天可增至38次。

捏鼻尖

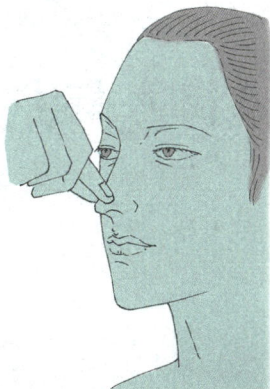

用食指和拇指捏鼻尖，揉至鼻部热麻、呼吸通畅为度。此方法有泄热升阳之功效，有利于鼻炎的康复。

揉鼻下

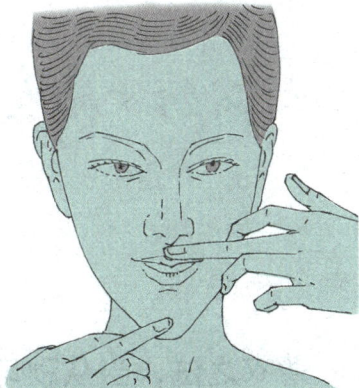

以中指或食指的指腹按揉人中穴，顺时针方向60次，逆时针方向60次。然后深部点按20次。

捏鼻尖

用食指和拇指捏鼻尖，揉至鼻部热麻、呼吸通畅为度。此方法有泄热升阳之功效，有利于鼻炎的康复。

揉鼻下

鼻下部有人中穴（人中沟的上1/3和下2/3的交界处），以中指或食指的指腹按揉，顺时针方向60次，逆时针方向60次。然后向深部点按20次。需要注意的是，在揉的时候指腹一定要紧挨着鼻孔，这样嘴唇和鼻翼都可以揉到，一举两得。

温馨提醒：因体质过敏而引发鼻炎的患者，应该少吃或不吃鱼虾海鲜、生冷炙烩腌菜、辛辣酸咸甘肥的食物。例如，带鱼、螃蟹、虾类、韭菜花、黄花、胡椒等。

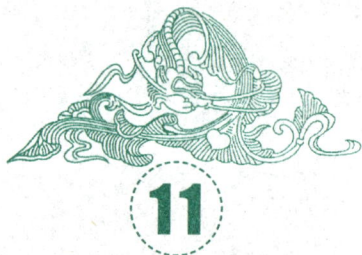

11

白露勿"秋冻"，薄衣御寒有讲究

俗话说："白露秋分夜，一夜冷一夜。"随着天气逐渐变凉，很多人会赶快添加衣被。中医对此提出了"适当秋冻"理论，认为不要太快地添加衣服。

薄衣之法，当从秋习之

刚入秋，一般是凉而不寒，如果过早就把厚衣服穿上了，身体与"凉"接触太少，体温调节中枢得不到很好的适应，其调节体温的能

秋分节令一到，天气逐渐变凉，很多人会添加衣被。其实从中医角度来讲，刚入秋，气候凉而不寒，如果过早地换上厚衣，身体与"凉"接触太少，体温调节中枢得不到很好的适应，一旦真正入冬，则很难适应。

头为诸阳之汇

不能冻头：中医有"头为诸阳之汇"之说，身上衣服穿得再厚，要是不注意头部的保暖，就像暖水瓶不盖塞子，无法抵御寒冷的袭击。为了抵御寒冷，最好戴上帽子，避免受风而引发头痛、发热等。

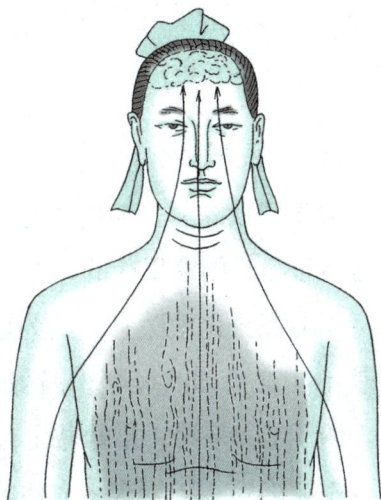

足为人体第二心脏

不能冻脚：脚，素有"人体的第二心脏"之称。脚部分布着人体的6条重要经脉，并且脚远离心脏，血液循环最为不畅。尤其脚底心是比较容易遭到寒气侵犯的地方。因此，应加强对脚部的保暖，如穿鞋袜、泡脚，能使循行于足部的经络畅通，气血流畅，从而促进正常机体的功能。

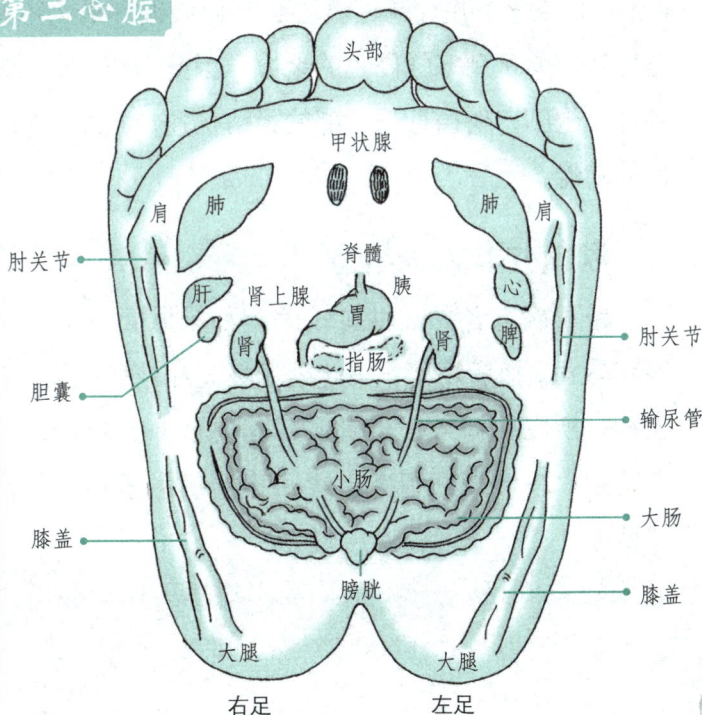

头部
甲状腺
肩　肺　　　　肺　肩
脊髓
肘关节　　　　　　　心
肝　肾上腺　胃　胰　脾　　肘关节
肾　十二指肠　肾
胆囊　　　　　　　　输尿管
小肠　　　　　大肠
膝盖　　　　　　　　膝盖
膀胱
大腿　　　大腿
右足　　　左足

第三章　顺"时"养肺，让你事半功倍

力就会下降，真正入冬后就很难适应寒冷。而适当"冻"一下身体，采用"薄衣御寒"的方法，能避免多穿衣服产生的身热汗出、汗液蒸发、阴津伤耗、阳气外泄，顺应了秋天阴精内蓄、阳气内守的养生需要。

当然，当天气骤然变冷时，适当添加衣物还是必要的，否则极容易患上感冒。而支气管炎、哮喘、消化性溃疡等慢性病患者也容易诱发或加重病情。

不冻头和足

关于"秋冻"，如何"冻"得合理、"冻"得适时、"冻"得健康是有很多学问在里面的。

不能冻头：中医有"头为诸阳之汇"之说，身上衣服穿得再厚，要是不注意头部的保暖，就像暖水瓶不盖塞子，无法抵御寒冷的袭击。为了抵御寒冷，最好戴上帽子，避免受风而引发头痛、发热等。

不能冻脚：脚素有"人体的第二心脏"之称。脚部分布着人体的6条重要经脉，并且脚远离心脏，血液循环最为不畅。尤其是脚底心是比较容易遭到寒气侵犯的地方。因此，应加强对脚部的保暖，如穿鞋袜、泡脚，使循行于足部的经络畅通，气血流畅，从而促进正常机体的功能。

秋冻并非人人皆宜

糖尿病患者局部供血较差，如果血管一下子受到冷空气刺激，很容易发生血管痉挛，引起组织坏死和糖尿病足，甚至诱发心脑血管疾病。所以，糖尿病患者最好不要秋冻。此外，体质较弱的老年人和儿童、慢性支气管炎患者、哮喘病患者和关节炎患者也都不适合"秋冻"。

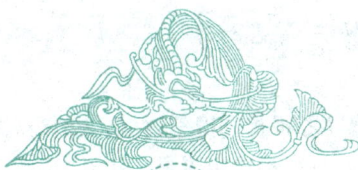

12

秋分天清气爽，支气管炎切莫掉以轻心

秋分前后，雨水稀少，天气干燥，空气中过敏物质较多，是支气管疾病、哮喘疾病等呼吸系统疾病的高发期。此病有急性和慢性两种分型。

多吃"辛酸"果蔬

秋分的"燥"不同于白露的"燥"。秋分的"燥"是凉燥，而白露的"燥"是"温燥"，因此，在秋分时节，可适当多吃些辛酸味、甘润或具有降肺气功效的果蔬，特别是白萝卜、胡萝卜，对防治支气管炎、哮喘等疾病十分有效。

多按摩保健穴位

太渊穴是手太阴肺经的原穴，是肺元气留止之处，位于掌后内侧横纹头动脉中，是中医平常切脉时寸脉所在的地方。经常按摩太渊穴不但可以调整肺气的升降功能，同时可以疏畅三焦气机，防治咳嗽、胸闷逆气、眼睛红肿、多痰等症状。

除了太渊穴，还有一个常用的保健穴位——背俞穴。背俞穴是脏腑之气输注之处，是阴病行阳的重要场所。《类经附翼》说："天之大宝，只此一丸红日；人之大宝，只此一息真阳。"采用按压或艾灸灸背俞穴的方法，也能达到缓解呼吸系统疾病的目的。

秋分时节脾气最旺盛，如果体内湿气过盛，就容易损伤脾，而脾阳的虚弱也进一步助长了湿邪的侵入，从而造成中阴暑、腹泻、腹胀等肠胃疾病。

精神调养

精神调养重在培养乐观情绪，保持神志安宁，避肃杀之气，收敛神气，适应秋天平容之气。

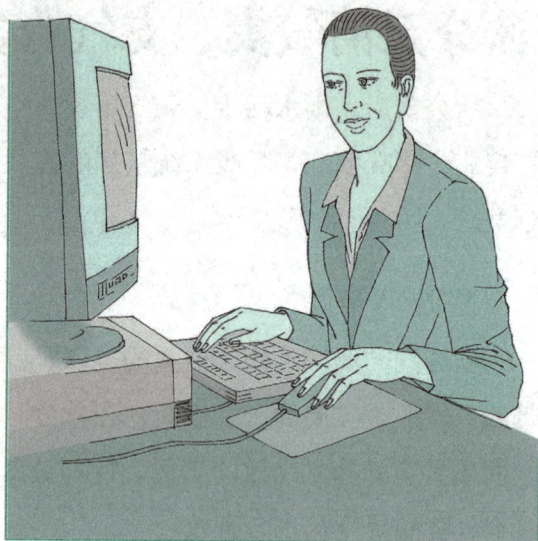

起居常识

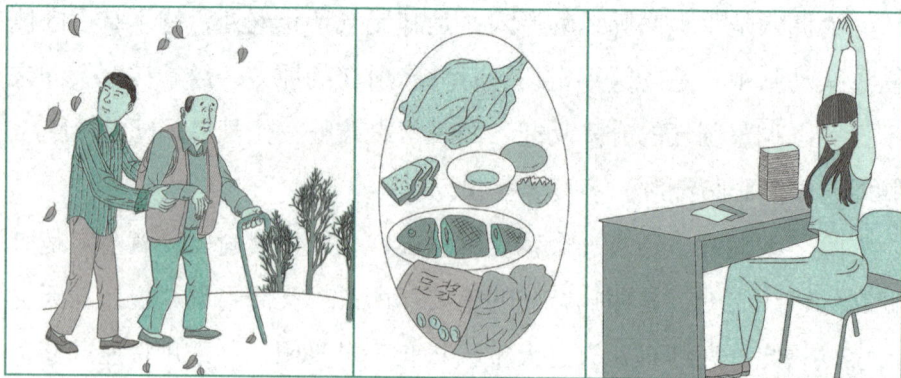

秋分之时，要注重天气早晚的冷热变化，适时增减衣物。饮食以温、软、淡、素、鲜为宜，做到定时定量。同时应注意劳逸结合，避免过度疲劳，适度加强锻炼，提高机体抗病能力。

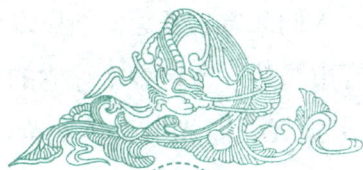

燥气当头咳不停，食物镇咳解您忧

秋分前后，寒热交替，湿气去而燥气来，很多人会出现声音沙哑、咳喘不停的症状。这就是中医所说的"秋燥"病症，如果不及时治疗，会为冬天的慢性支气管炎复发种下病根。所以，《素问·阴阳应象大论》说："秋伤于湿，冬生咳嗽。"

中医学认为，"秋燥"病症多由脾阳不振，不能运化水湿，水湿停聚而生。从秋分开始，气温速降，寒凉渐重，所以多出现凉燥。而秋分之前有暑热的馀气，故多见于温燥。温燥咳嗽由热邪和燥邪侵犯肺部所致，是燥而偏热的类型，治疗时以清热润燥为主。凉燥咳嗽由于寒邪共同侵犯肺部所致，是燥而偏寒的类型，治疗时除了润燥，还应吃一些温性的食物。也可以适时喝点养脾健胃的南瓜粥、糯米粥，通过提升脾胃这个主管粮仓的"官员"运化营养的能力来犒赏"三军"，补养脏腑，能提高身体免疫力，实现健康大丰收。

此外，将梨削皮生吃或与红枣、萝卜、绿豆等一起熬汤吃，对于温燥引起的各种秋燥症状均有很好的预防和治疗效果。不过，梨性寒，多吃会使寒性随之进入身体。此外，吃梨过多伤阳气，冠心病、糖尿病、肠胃功能消化弱者及孕妇都不宜多吃梨。

除此之外，多吃白萝卜也很好。白萝卜性温，味辛甘，微微有辣味，而且多汁，辛辣具有行气的功效，这些汁液刚好被它的行气作用推动，可以四处去"润"体内的燥。所以，有句民谚："冬吃萝卜夏吃姜，不用医生开药方。"意思就是说，盛夏之时，阳气在表，胃中虚冷，加上盛夏酷热，人们又贪食寒凉，所以夏天宜吃姜暖身；而冬月之时，阳气在里，胃中烦热，吃白萝卜让它的滋润本色抵御邪气，润泽肺。不过，白萝卜破气，服人参、生地黄、熟地黄、何首乌等补药后不要食用，否则会影响药效。此外，由于食用生白萝卜产气较多，溃疡患者不宜过多服用。

除了白萝卜，菠菜和山药在防治"凉燥"上也有很好的功效。此外，您也可以尝试在白开水中加少量盐，少量多次饮用，能减少体内水分流失，缓解秋燥带来的困扰。另外，蜂蜜具有润肺、养肺的作用，同样是对付秋燥的"法宝"。

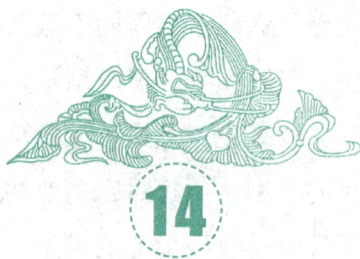

14

解除便秘不用愁，食疗按摩显身手

人们常用"秋高气爽"形容秋季，但天干物燥，雨水稀少的气候特征，再加上饮食失调，如食入的食物过于精细或偏食，食入的粗纤维过少，或饮水太少，以及运动量减少，都会使肠蠕动减弱，无法产生正常的排便反射，进而引发便秘。

经常便秘就要找找脾胃的"过错"。如果脾虚，消化力不足，就会引发胃火过大，再加上吃了一些热性食物，胃肠道中就容易有热邪，造成胃肠不通畅，传输受阻，就会引发便秘、口干、口臭等病症。

为此，不少人会采用番泻叶、肠清茶之类的通便药，通过直接刺激肠道肌肉收缩来达到排便的效果，但是用久之后会形成药物依赖，导致大肠肌无力，所以越用效果就越差。其实，最好的办法就是多吃一些润肠通便的食物，如各种粗粮、各类果仁、黑芝麻、香蕉等。这里为大家介绍两种有利于排便的食物。大家可根据自身情况加以选择。

核桃内含有丰富的核桃油，还有大量的粗纤维。多食用核桃可软化大便，润滑肠道。而粗纤维能吸水膨胀，刺激肠道蠕动，对于治疗中老年便秘很有疗效。

每日早饭前服用几块洗净的核桃仁，或闲时随嚼，不仅能治久治不愈的便秘顽疾，而且对于老年人的动脉硬化、阿尔茨海默病有积极的预防作用。

菠菜富含维生素、胡萝卜素、叶酸、膳食纤维，不仅营养价值极高，而且有促进通畅排便的功效。金代名医张从正所撰《儒门事亲·卷十一》记载："菠菜寒，利肠胃；芝麻油炒而食之，利大便……年老之人，大小便不利，最为急切。此亦偶得泻法耳！"

取新鲜菠菜洗净，放入开水烫2～3分钟，取出切碎后，用少许麻油、精盐、味精拌食。每日1～2次，连吃数天，能够充分发挥刺激肠蠕动、软化大便的作用，达到通便的效果。

此外，按摩大肠经也能起到不错的通便效果。

中医学认为，"大肠者，传导之官，变化出焉"，大肠为传导糟粕的器官，主精液，调节体内水液代谢。双臂下垂，手臂外侧的桡侧即为手阳明大肠经。让患者取正坐或直立位，先用右手敲左臂，由肩开始从上向下敲手臂外侧，直至食指；再用同样的方法以左手敲右臂。每天10～15分钟，能疏通经络，使气血宣通，有助于大便的运行。坚持1个月，就能有效缓解便秘症状。

大肠排便不畅引发的症状及解决办法

秋季天干物燥，雨水稀少，如果再出现饮食失调，如食入的食物过于精细或偏食，食入的粗纤维过少、饮水太少及运动量减少，都会使肠蠕动减慢，无法产生正常的排便反射，进而出现便秘。

肠道通畅，身体棒

排便不畅所引发的症状

> 出现大便干结，排便困难，排便间隔时间延长，伴有口臭、口苦，心烦易怒，腹胀纳呆，每于情绪不好时便秘加重。伴有胸胁痞满，腹中胀痛者，属于气秘。

> 导致其他脏腑不适。

> 肺主皮毛，脸上会冒出许多小痘痘，面色黯淡无光。

> 影响心脏功能，可能会引起心脏病。

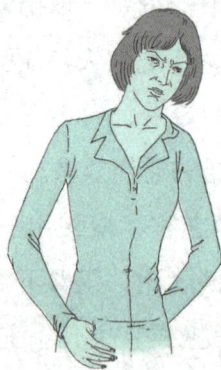

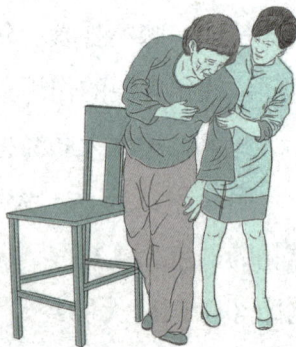

缓解和解决办法

> 排便时间不规律的人，可以早上起来就去洗手间坐马桶，时间长了也会形成一种条件反射。

> 排便感觉有困难的人可以早起喝一杯白开水或蜂蜜水。

> 排便时伴有火辣疼痛感的人，饮食上忌吃太油腻的和易上火的东西，多吃些纤维含量高的水果和蔬菜。

15

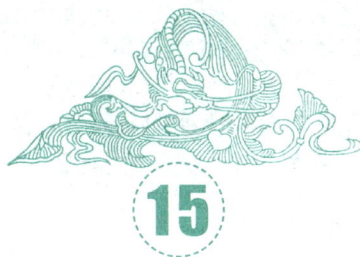

皮肤干燥瘙痒，从护肺开始

秋季来临，肌肤虽然不再忍受闷热天气、强烈紫外线的煎熬，但是新的问题又摆在了面前，干燥的气候、凉爽的秋风将肌肤中的水分一点一点地"榨干"，致使脸部皮肤紧绷、干燥、红肿、干纹这些肌肤大敌不断涌现。

《黄帝内经》记载："肺主宣发肃降，主皮毛。"在中医看来，肺的主要功能是输布津液，按照重要性和紧迫性的原则，为了保证肺腑的功能不受影响，一定要先给大脑和内脏，其次再给四肢，所以一到秋季，发干、开裂的肯定是肢体末端的皮肤。由此看来，对肺进行"补水保湿"是抵抗皮肤问题的"金钟罩"，也是秋季养颜的头等大事。当肺得到适当的滋润后，就能更好地行气活血，使身体更易吸收充足的营养，从而让皮肤变得光洁、柔嫩、细腻，皱纹减少、面色红润。

鼻吸蒸气法

鼻吸蒸气法是一种独特的润肺方法，原理是肺"开窍于鼻"，通过吸入蒸气而使肺得到水的满足。

多食润肺食物

秋分之后，多吃温补之物，这些食物既可补脾胃，又能养肺润肠，还可防治咽干口燥等症。同时，尽量少吃或不吃辣椒、葱、姜、蒜、胡椒等燥热之品，少吃油炸、肥腻食物，以防加重秋燥症状。

秋季护肤，从调肺开始

秋季来临，干燥的气候、凉爽的秋风将肌肤中的水分一点一点地"榨干"，致使脸部皮肤紧绷、干燥、红肿、有干纹。下面介绍一些秋季护肤的好方法。

鼻吸蒸气法

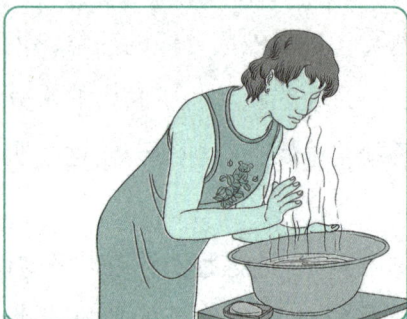

将热水倒入杯中或盆中，用鼻子对准盆口吸入热气，每次10分钟左右就可以了。另外还要勤洗澡。因为洗浴有利于血液循环，能使肺与皮肤气血流畅，起到润肤、润肺作用。

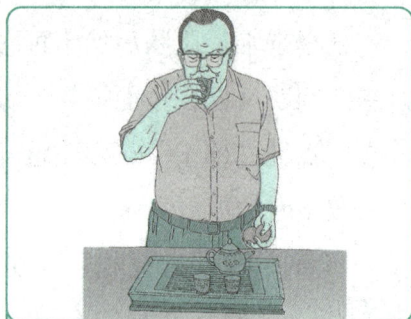

常饮菊花茶。将菊花放入煮茶壶中，加水2000毫升煎煮25分钟，稍凉去渣取汁。服用时将蜂蜜加入，搅匀即可饮用。此茶有养肝明目润肺醒脑、润肤美容之效。

多食润肺食物

秋分之后，多吃梨、蜂蜜、冰糖、大米、莲子、百合等温补之物，这些食物既可补脾胃，又能养肺润肠，还可防治咽干口燥等。

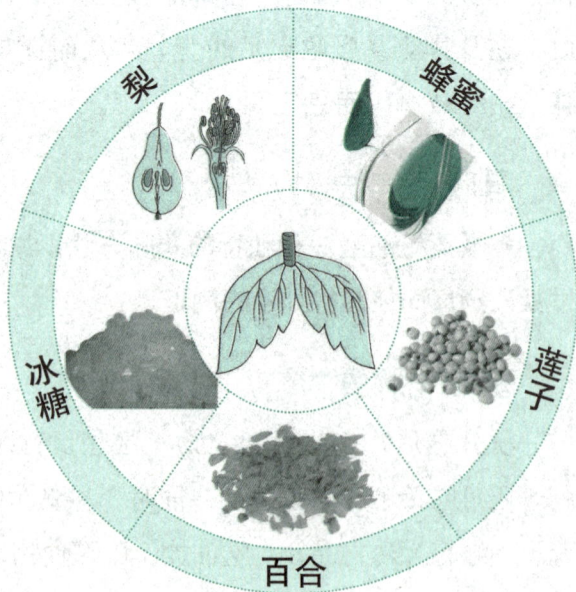

梨　蜂蜜　莲子　百合　冰糖

图解内经养肺经

选择油性护肤品

很多人习惯用保湿性护肤品，但单纯地给皮肤"喝水"，虽然能够让皮肤暂时保湿，但天气干燥，皮肤上的水分很容易散发，同时会带走原有的水分，皮肤就呈现"越补越干"的状态。如果有一层薄薄的油脂，就像一道隔离墙，可以将水分和空气隔离开，让皮肤能"痛痛快快地喝个够"。

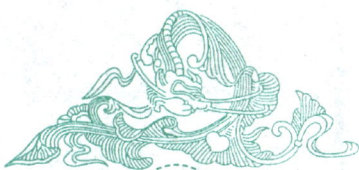

16

重阳登高解秋郁，秋风送爽宜出游

寒露时节，花木凋零，秋风萧瑟，容易使人（特别是老年人和在外游子）触景生情，产生一种说不出来的惆怅。正如宋代医学家陈直所说："秋时凄风惨雨，多动伤感，若颜色不乐，便须多方诱悦，使役其心神，则忘其秋思。"如果过度悲伤，不仅会使人的食欲下降，而且会影响人的神经系统，甚至诱发秋季抑郁症。

根据五行的归属分类来看，秋内应于肺，肺在志为悲（忧），悲忧易伤肺，肺气虚则机体对不良刺激的耐受性下降，所以易生悲秋之情怀。

为了避免秋郁，要调达情志、培养乐观情绪、保持内心的淡定和从容。循其古人之纲，做到"使志安宁，以缓秋刑，收敛神气，使秋气平；无外其志，使肺气清，此秋气之应，养收之道也。"

我国有重阳节登高的习俗，通过与自然接触，能释放压力，使

解郁排毒、充实脏腑

宋代医学家陈直表明："秋时凄风惨雨，多动伤感，若颜色不乐，便须多方诱悦，使役其心神，则忘其秋思。"如果悲伤过度，则会使人食欲下降，还会对人的神经系统产生较大的危害，严重时还会诱发秋季抑郁症。

重阳登高，化解悲愁

中医学认为，这个时令登高远眺不仅可以欣赏美景、陶冶情操，而且能通过登高高喊呼出胸中浊气，这对于抑制悲伤的情绪大有好处。

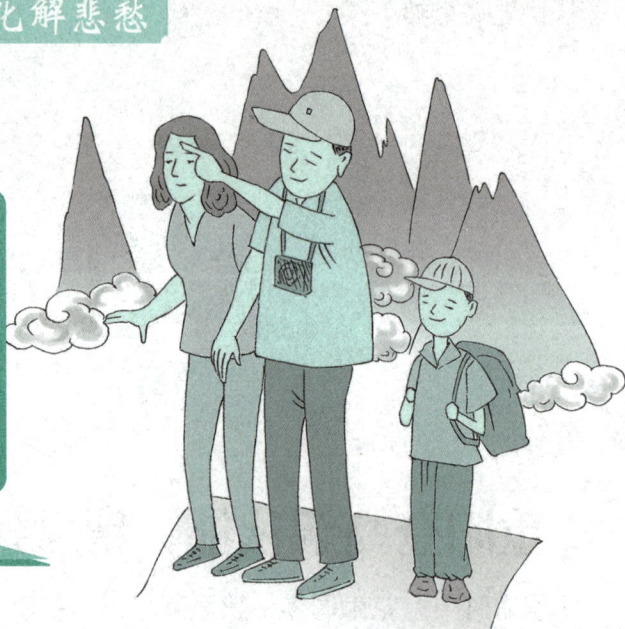

拍打腹部，解郁排毒

在肚脐两边脂肪最丰厚的地方，或者按上去有脂肪结块的地方，用双手手掌连续稍用力拍打10分钟，大多数人都能拍出红、紫、青、黑等不同颜色的瘀青点，这就是内在寒湿火毒的瘀滞。每周拍打1次，连续拍打几次后，你会发现出现的瘀青点逐渐减少，到最后基本上不会再出，这也是一种解郁排毒、充实脏腑的良方。

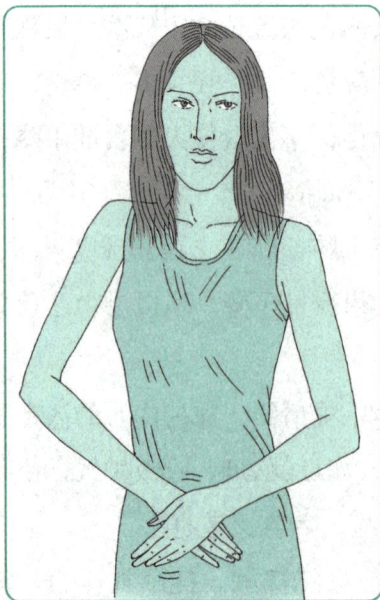

忧郁愁烦顿消。中医学认为，这个时令登高远眺不仅可以欣赏美景、陶冶情操，而且能通过登高高喊几声呼出胸中浊气，因此对于抑制悲伤的情绪大有好处。这就是"以火克金，以喜胜悲"的含义。特别注意：外出游玩前，一定要了解穿衣指数，注意保暖御寒，尤其要保护膝关节，切不可运动过量。

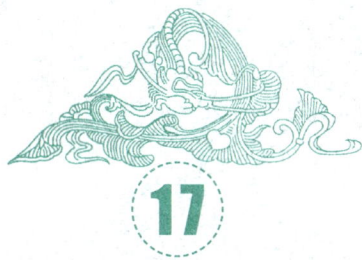

17

寒露燥气不减，莫让秀发去无踪

寒露时节，伴随自然万物的萎黄干枯，人体也出现"津干液燥"的征象。很多人发质越来越糟，头皮屑、干枯等问题加重。

《素问·六节藏象论》记载："肾者，封藏之本，精之处也。其华在发，其充在骨。"意思是说，头发是肾的花朵，而肾藏精，精又能化血而充养头发。当肾的精气盛，头发会柔黑润滑。如果出现脱发、白发现象，大多是肾中精气亏损的缘故。《素问·六节藏象论》还记载："肺者，气之本，魄之处也，其华在毛，其充在皮。"其指肺是气之根本，为魄所居之处。而秋季干燥易伤肺，肺主皮毛，肺气虚弱则毛发不固，不仅使头发缺乏营养，而且会使头发枯黄无泽，最后必然导致大量脱发。

平时多食用养血补肾的食品，如花生、核桃、黑芝麻、黑豆、黑木耳等。这些食物含有丰富的蛋白质及头发生长所需要的微量元素。尤其是花生，生发、乌发效果极佳。建议每日吃适量生花生（20～50

克），吃时要连着红衣一起吃，能使头发更加乌黑、亮丽。此外，肉类、蛋类、鱼类、豆制品也要适量摄取。

除了加强饮食营养，还要注意以下几点。

（1）常用木梳梳理头发，促进新陈代谢，使秀发乌黑亮泽。

（2）睡眠对头发的养护也很重要，要保证充足的睡眠和休息。

（3）避免烫发、染发，洗发时使用天然洗发液。

（4）平时要保持好心情，戒躁戒怒。

18

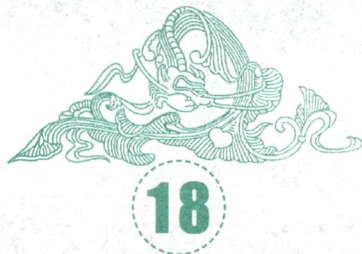

霜降御寒要保暖，谨防哮喘"拉风箱"

霜降之时，自然界"阳气衰减"，人体肺气较弱、肾阳渐衰，抵抗力相对减弱，一旦受到空气中的寒气刺激，哮喘患者便呼呼地拉起了"风箱"。

御寒保暖，适时更衣。研究表明，着凉是伤风感冒的罪魁祸首，也是诱发哮喘的重要原因。大家可能还记得《三国演义》中常胜将军赵子龙吧，他就是因为"解甲风"去世的！所谓"解甲风"，顾名思义，解开盔甲中了风。正因他御寒工作没做好，才使疾病危及生命，教训不可谓不深。

对于哮喘患者来说，衣着过多过厚，则腠理开泄，阳气不得潜藏，寒邪易于侵入。而衣着过少、过薄，既易感冒又耗阳气。恰当的做法是随气温变化适时更衣。衣服既要保暖性能好，又要柔软宽松，建议选用轻、柔软、膨松、保暖性强的材料，如羊毛、丝绵、羽绒、新棉花等。

少食寒凉，多食温热。有些人吃了根雪糕、喝了点凉茶，哮喘转瞬间就发作了，真是"形寒饮冷伤肺"的真实写照。所以，哮喘患者要少吃冰激凌、冰可乐、冰啤酒等寒性食物，控制高脂肪、高热量食物的摄入量，以免诱发高血压、冠心病等并发症。多吃核桃仁、黑豆等性温热而又不偏燥的食物，或服用胡椒炖鸡、生姜大枣牛肉汤等滋补粥汤。气弱无力、肛门下坠、脉弱、舌苔发白的患者，可用人参3～5克，山药30克炖肉吃或补充一些益气的中药，如黄芪、白术等。

刺激背部穴位。平时经常掌推、点按风门穴，能有效预防感冒、哮喘等。此穴属足太阳膀胱经，位于背部，当第2胸椎棘突下，旁开1.5寸。这个位置正对应人体的两扇肺叶，所以对肺的影响非常大。此外，刺激肺俞穴、脾俞穴、肾俞穴等，对哮喘也有很好的预防作用。这些穴位都在后背的膀胱经上，可通过捏脊或拍打后背的方法来刺激，每次以2～3分钟为宜。

采用蜂蜜疗法。蜂蜜有清热解毒、补中润燥、润肠通便、止痛之效。服用蜂蜜可以润肺止咳、消除疲劳、强壮身体，而且蜂蜜低糖高营养，易于吸收，对于哮喘患者具有良好的保健作用。

柚子蜂蜜饮：取柚子1个，去皮，削去内层白髓，切碎，放于盖碗中，加适量麦芽糖或蜂蜜，隔水煮至烂熟，每日早晚1匙，用少许热黄酒服下，止咳定喘的效果颇佳。

核桃芝麻蜂蜜饮：取核桃仁250克，黑芝麻100克。两物捣碎混合，加入一勺蜂蜜、两勺水拌匀，放在蒸笼里蒸20分钟，每日早、晚分2次饮食，能有效治疗老年性哮喘。

图解内经养肺经

时值霜降，自然界的阳气日益衰减，人体肺气较弱、肾阳渐衰，人抵抗力相对减弱，一旦受到空气中的寒气刺激，哮喘患者便会呼呼拉起"风箱"。

御寒保暖，适时更衣

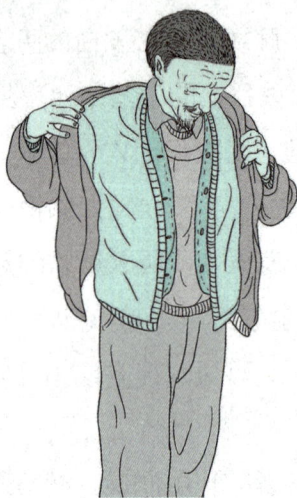

对于哮喘患者来说，衣着过多过厚则腠理开泄，阳气不得潜藏，寒邪易于侵入。而衣着过少、过薄，既易感冒又耗阳气。恰当的做法是随气温变化适时更衣。

少食寒凉，多食温热

哮喘患者要少吃冰激凌、冰可乐、冰啤酒等寒性食物，控制高脂肪、高热量食物的摄入量，以免诱发高血压、冠心病等。多吃核桃仁、黑豆等性温热而又不偏燥的食物，或服用胡椒炖鸡、生姜大枣牛肉汤等滋补粥汤。

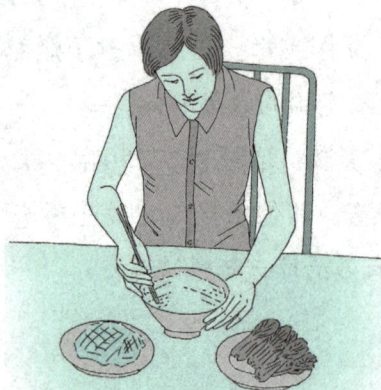

风门
在背部，第2胸椎棘突下，两侧旁开1.5寸。

肺俞
在背部，第3胸椎棘突下，两侧旁开1.5寸。

脾俞
在背部，当第11胸椎棘突下，旁开1.5寸。

肾俞
在腰部，当第2腰椎棘突下，旁开1.5寸。

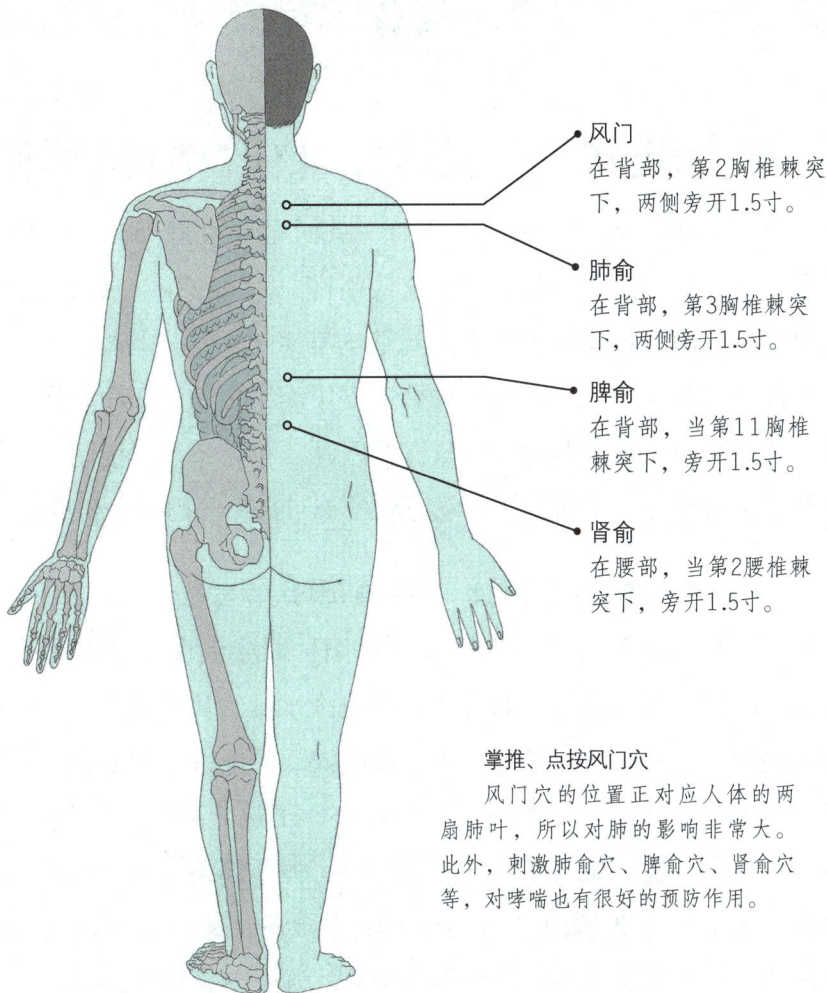

掌推、点按风门穴
　　风门穴的位置正对应人体的两扇肺叶，所以对肺的影响非常大。此外，刺激肺俞穴、脾俞穴、肾俞穴等，对哮喘也有很好的预防作用。

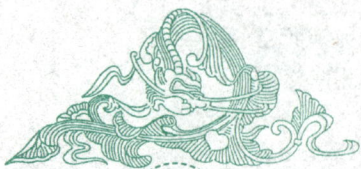

19

冬季养藏勿"扰阳"，收敛精神养肺气

进入冬季，天气一天比一天冷。此时是生机潜伏、万物蛰藏的季节，自然界的阳气深藏而阴寒之气很盛。寒风凛冽，水结成冰，大地封冻，此时，最佳的养生方法就是早睡晚起，尤其是老年人，要待到太阳升起时再起床，以使精神情志安宁而不妄动，如同潜伏起来一样，避开寒冷气候的刺激，尽量保持温暖，千万不要"扰阳"。尽量不要过多地出汗，损伤正气，以适应冬季"藏"气的养生要点。

冬季洗冷水澡或游泳，实属扰阳

上文提到冬季要"藏气"勿"扰阳"。生活中究竟有哪些事情极易"扰阳"呢？最常见的就是冬天洗冷水澡，另外就是冬泳。在一般人眼中，那些喜欢在冬天洗冷水澡的人，看上去非常健康。其实不然。有人认为洗冷水澡有利于身体健康，于是就坚持洗了3年，冬天用冷水洗澡，洗完确实不再感觉天气冷，但是后果却很严重——患上湿疹了。老中医告诉他，因为冬天洗冷水澡，无疑是将自己体内的"阳气"统统赶了出来，以此伤了正气，加上冬季湿气很重，正好为湿邪入侵提供了机会。如今，这个人为了治愈这忧人的湿疹，每天都是汤药不断。

另外，洗冷水澡时水温过低，人体会感到寒冷，产生一系列应激反应，如心跳加快、血压升高、肌肉收缩、神经紧张等，不但不能消除疲劳，还易引起感冒。还有一部分年轻人特别喜欢在大汗淋漓时洗冷水澡。这些人都是在拿自己的健康开玩笑。因为锻炼刚结束时，人体仍处于代谢旺盛、产热增加、皮肤血管扩张的状态下，这时如果立即洗冷水澡，在冷水的刺激下，皮肤会通过神经反射引起血管收缩，结果可使出汗散热受阻，反而会使散热困难、体温升高。同时，血液循流量减少使回心血量突然增加，导致心脏负担加大。

还有特异体质的人不能进行冷水浴。因为这些人的皮肤对冷水敏感，遇到冷水就会产生过敏症状，如起疹子、生紫斑等。

祛寒就温，无泄皮肤

"祛寒就温，无泄皮肤。"意思是说不要使皮肤开泄而出汗，中医学表明："盖汗之为物，以阳气为运用，以阴精为材料。"也就是说，汗液就是阳气蒸腾阴液所产生的，因此出汗过多也会损阳。所以冬天即使开空调暖气，也不宜太高，一般以16～20℃为宜。还要提醒一些喜欢在冬天光腿穿丝袜或穿露脐装的年轻女性。她们总认为年轻就是资本，往往是只要风度不要温度。别看只露个小小的肚脐眼，似乎并无大碍，实则于人体而言，这是个重要穴位——神阙穴。俗话说："露得越久，门阙洞开，失魂落魄。"别忘了，年龄不饶人，一旦她们不再年轻，则体内的疾病早就蓄势待发。原因就在于她们经常透支元阳，结果导致痛经、关节炎，甚至不孕都统统找上门了。所以在冬天，一定要把自己裹得严严的，穿得暖暖的。

说到无泄皮肤，建议大家冬天要护好脖子。因为脖子处于头颈结合处，此部位气血极其薄弱，尤其是风池、风府和翳风穴这3个部位最容易受寒邪、风邪侵袭。所以冬天一定要戴个围脖，护好脖子。这也是无泄皮肤的最佳表现。如果不小心泄了皮肤的话，则会"使气亟夺"，会导致身上的阳气很快散发掉，疾病就要产生了。所以有智慧的人就会做到顺天而为、借天之力时，从自然中获取最大的能量，使自己健康长寿。

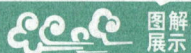

冬季养藏，收敛精神养足肺气

一进入冬季，天气比秋天更冷了，我们除了更好地收敛肺气，还要更好地封闭、隐藏自己。

冬季游泳，透支阳气

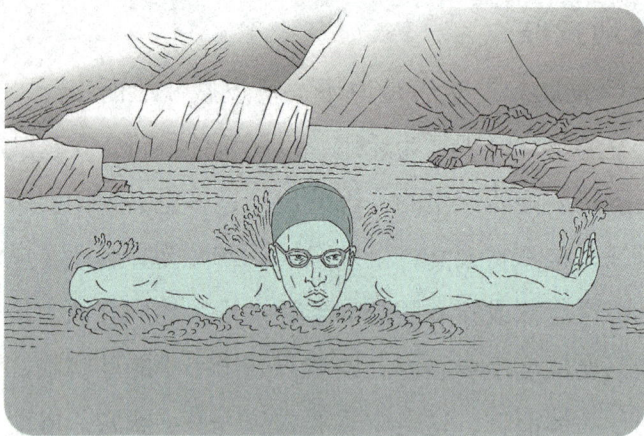

在常人眼里，那些爱在冬天游泳的人看起来格外健康。其实，从中医养生学角度来看，这种习惯无疑在透支他的阳气。

早卧晚起，必待日光

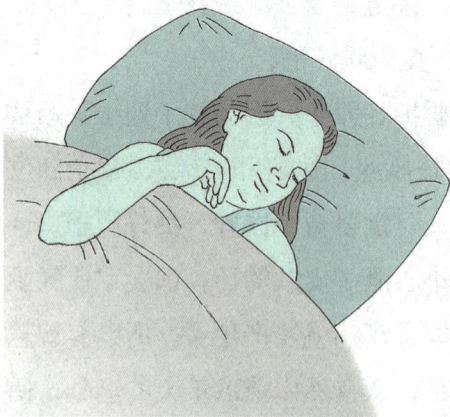

去寒就温，无泄皮肤

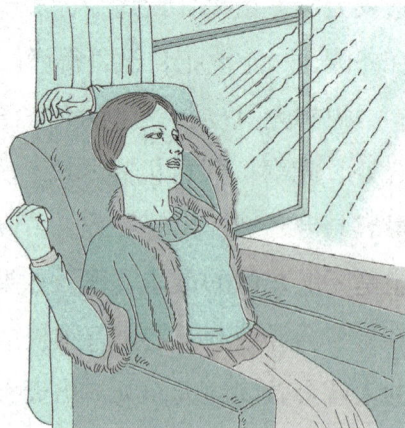

冬季，很多老年人喜欢在三九天冬练，这么做实为耗损阳气，伤身又折寿。最好的养生方法即"早卧晚起，必待日光"。

"去寒就温、无泄皮肤。"即不要出汗，不要衣着暴露。冬天，要把自己包裹得严实一些。

20

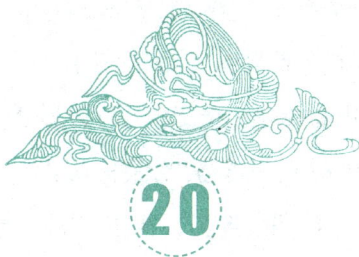

冬至保暖做到位，摆脱慢性支气管炎

《月令七十二候集解》记载："十一月（农历）中，终藏之气，至此而极也。"由常识我们都知道，任何事情只要到了极的地步，就要开始转了。冬至也是如此。古人认为，过了冬至，白昼一天比一天长，阳气回升，但冷与萧条仍是主要特点。唐代孟郊曾写诗道："天寒色青苍，北风叫枯桑。厚冰无裂纹，短日有冷光。敲石不得火，壮阴正夺阳。调苦竟何言，冻吟成此章。"在这样天寒地冻的天气，如果不注意保暖御寒，老年慢性支气管炎很容易发作。

发作症状一般表现为行动喘急、痰涎壅盛的正虚邪实证候，必须掌握"治病必求其本"的原则，一要"追本求派，审因论治"，二应遵循"发时治标，平时治本"的原则。

治疗方案：内服加外敷

针对老年慢性支气管炎阴阳失调、本虚标实的病理，施以调和阴阳、扶助正气之法，能有效缓解病情发展。建议患者内服温肾壮阳的金匮肾气丸、左归丸等，每日2次，每次1丸。同时取用白芥子20克、延胡索15克、细辛12克、甘遂10克、同研细末，用姜汁调糊，均分为6份后，摊在直径约5厘米的油纸或塑料薄膜上，贴在后背的肺俞、心俞、膈俞穴上，或贴在双侧的肺俞、百劳、膏肓穴上，用胶布固定，几日后拆除。

防治方案：多管齐下防病邪

冬保三暖：保暖是慢性气管炎患者温肾阳的重要一步。建议老年慢性支气管炎患者平时多加衣服，戴上帽子、围巾和手套。晚上睡觉要盖暖和的被子，防止腹部受凉，出门时，骑摩托车及自行车的脾胃病患者忌衣着单薄，最好用一个护兜保护腹部。睡前用温水泡脚（水温以50～60℃为宜），能消除疲劳，御寒防冻，促进睡眠。

调整饮食：饮食调养应采用"制源畅流"的方法，"制源"就是减少痰涎的来源，"畅流"就是因势利导，加强祛痰作用。这就要求老年慢性支气管炎患者多吃具有祛痰、健脾、补肾、养肺的食物，如枇杷、橘子、梨、莲子、百合、核桃等，有助于减轻慢性支气管炎症状。

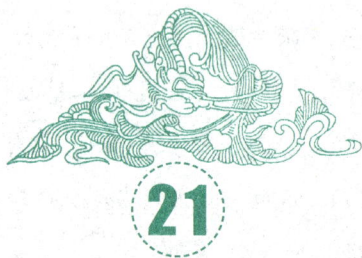

21

大寒进补有要领，阴阳并补在其中

大寒一到，新年也就快到了，人们开始忙着除旧布新，腌制年肴，准备年货，所以民间有"大寒凛凛在年关"之说。对于大寒时节的进补，古人有"大寒大寒，防风御寒，早喝人参、黄芪酒，晚服杞菊地黄丸"的论述，意思是大寒要防风御寒、阴阳并补，早上借助自然界生发的阳气来补气温阳、晚上享用具有升散性质的药物，为适应春天升发特性做准备。

冬天，人们已经习惯了吃大鱼大肉，给脾胃塞进了太多视觉上看

中医学认为老慢性支气管炎患者长期不愈多与肺脾两虚、肺肾不足有关。因此，老慢性支气管炎患者在夏季病情缓解期，不仅要注意饮食营养，而且应选服些健脾养肺、补益肺肾类的药膳。

虫草炖老鸭

材料：取冬虫夏草15克、老雄鸭1只。

方法：将虫草放于鸭腹内，加水炖熟，调味食用。食完再按上法另取虫草、鸭子再炖食，食1个月左右即可见效。

功效：冬虫夏草是一味名贵的滋补药品，既补精髓又益肺阴，与滋阴补虚的老鸭同用，可起到补虚损、益肺肾、止喘咳的作用。

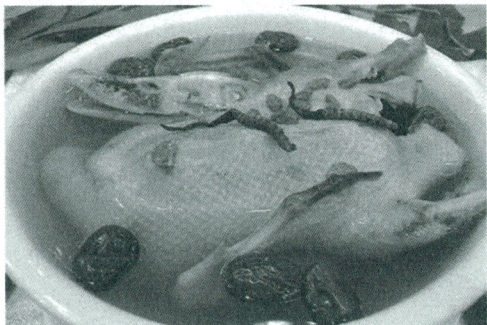

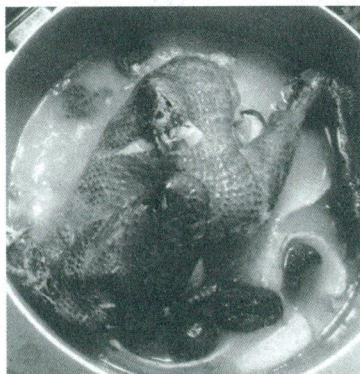

黄芪乌骨鸡

材料：取黄芪30克、乌骨鸡半只。

方法：将乌骨鸡去毛和内脏，切半只，再切块，放到砂锅中与黄芪共炖，鸡肉熟烂后加调味品，饮汤食肉，可分3次食用。食完再依上法制作，可坚持服用1个月。

功效：黄芪"入肺补气、入表实卫"，为补气诸药之最，与具有滋肾养血的乌骨鸡同炖，共起益气养肺、固表防感、滋肾养血的作用。

四仁鸡子羹

材料：白果仁、甜杏仁各1份，核桃仁、花生仁各2份，共研末。

方法：每日清晨取20克、鸡蛋1个，煮羹1小碗服用，连服半年。通常从初秋开始，一直服至次年春暖花开时。

功效：此方有扶正固本、补肾润肺、纳气平喘之功效，对咳喘日久的老慢性支气管炎患者较为适宜。

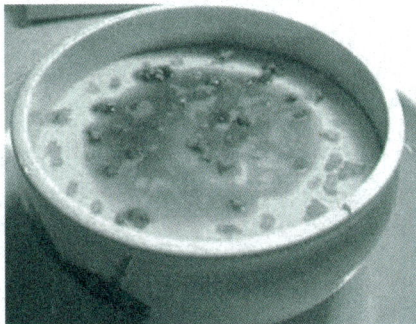

第三章 顺「时」养肺，让你事半功倍

着不错的食物，致使血脂、血糖、胆固醇指标节节攀高。如果等到春天再吃清淡的食物，身体已不堪重负。所以大寒讲究"阴阳并补"，除了吃高蛋白食物（羊肉、牛肉等），还要摄入萝卜、白菜等清淡的食物，这在很大程度上是回归了身体的本源性需要，不仅可以为春天的清淡饮食打好基础，而且为冬天的养生做好扫尾工作。

下面就来说一说大寒常食的几种食物。

饺子：俗话说"大寒小寒，吃饺子过年"。饺子的花样很多，是维持荤素搭配、滋补阴阳的好食物。不过要论哪种馅料最适合冬季进补，羊肉大葱馅无疑是上上之选。

白菜、萝卜：俗话说"鱼生火，肉生痰，白菜豆腐保平安"。冬天，白菜、萝卜都是当季食物，适当摄取这两类食物不仅有清火降气、消食的功效，还能颐养正气，提高人体免疫力。

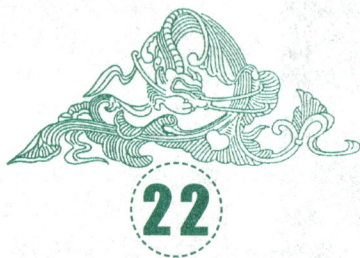

22

滋阴润肺除恶燥，莫让鼻血哗哗流

大寒与立春交接，是积蓄力量以待"萌发"的季节，阳气慢慢生发，室外多风且空气干燥，人们甚至能隐隐感觉到大地回春。但季节转换时，鼻黏膜因为异常干燥会变得特别脆弱，如果血管受到强烈震动，或受到碰、撞、跌、打，很容易破裂出血。

流鼻血的应急处理

流鼻血时，切勿慌乱，可走到阴凉处坐下或躺下，抬头，用手捏

时值大寒，人们要防风御寒、阴阳并补，早上借助自然界生发的阳气来补气温阳、晚上享用具有升散性质的药物，为适应春天做准备。

视觉美食让身体不堪重负

冬天，人们已经习惯吃大鱼大肉了，给脾胃塞进了太多视觉上看着不错的食物，血脂、血糖、胆固醇指标节节攀升。

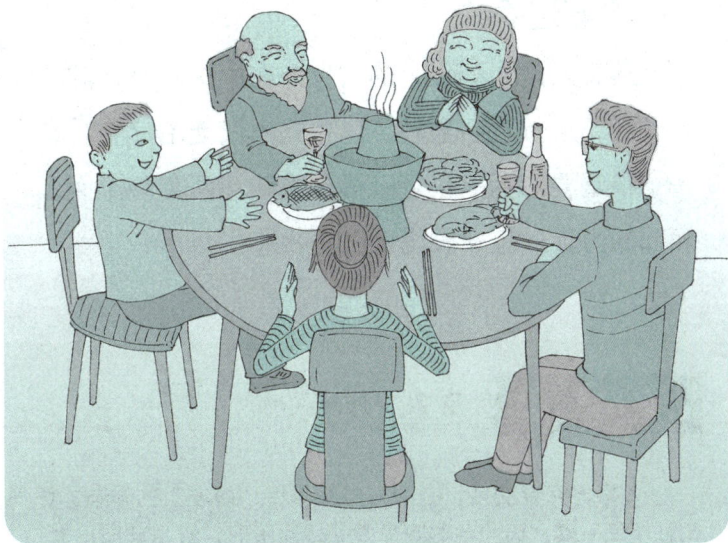

阴阳并补，少不了清淡食物

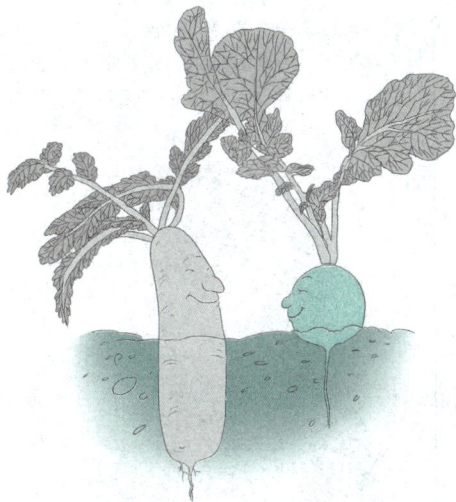

大寒讲究"阴阳并补"，除了吃高蛋白食物，还要摄入萝卜、白菜等清淡的食物，这在很大程度上是回归了身体的本源性需要，不仅可以为春天的清淡饮食打好基础，而且为冬天的养生做好扫尾工作。

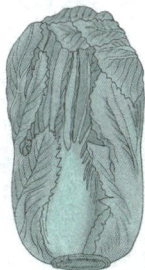

第三章　顺『时』养肺，让你事半功倍

105

住鼻翼，一般能很快止住血。如果难以止住，可在鼻孔塞一小团清洁棉球，紧压5～10分钟，并捂住鼻柱。

止鼻血敷涌泉

敷涌泉穴，也可立即止鼻血。左侧流血敷左脚心，右侧流血敷右脚心。如果两个鼻孔都出血，两脚心都要敷。

按摩迎香穴

迎香穴是大肠经上的穴位。在中医看来，肺与大肠相表里，按摩大肠经，自然也会通肺。迎香穴不仅能治疗各种鼻炎、鼻塞，而且有一个很重要的功能：可以湿润鼻腔，两鼻腔湿润了，就可以加大阻止病邪的力量，起到快速止血的效果。

图解展示 滋阴润肺除恶燥

大寒与立春交接，是积蓄力量以待"萌发"的季节，阳气慢慢生发，室外多风且空气干燥，因此鼻黏膜异常干燥和脆弱，极易破裂出血。

止鼻血敷涌泉

敷相应脚的涌泉穴有立即止血之功效。左侧流血敷左脚心，右侧流血敷右脚心。如果两个鼻孔都出血，就两只脚的脚心都敷。

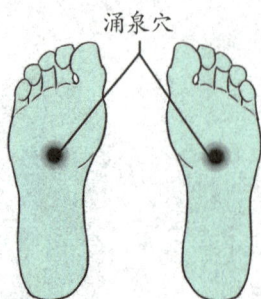

涌泉穴

按摩迎香穴

搓热双手，以掌心贴脸颊，自上而下又自下而上地搓面50次，以面部有火热感为宜。然后再以食指指尖按住鼻子两侧的迎香穴，按揉64次。

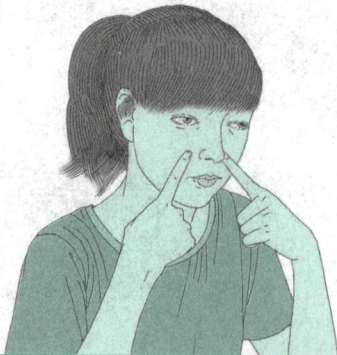

第四章

摒弃陋习不伤肺，护肺妙方亦美颜

✿　✿　✿　✿　✿　✿　✿

　　在损害肺的各种因素中，吸烟可以说是最严重的一个。通常情况下，正常的肺呈红色，而烟民的肺则被烟熏黑了！

　　生活中时常听到这样的话题："小伙子，就这雾霾天还嫌伤肺不够深是不是，还猛抽呢，你信不信，你可是20多岁的年龄，60多岁的肺龄。"

　　由此可知，肺是最可怜的器官，大气污染、吸烟受害首当其冲，此外，更是天气变化的受害者……所以，我们必须加强保护它，并及时排除肺中的毒素和垃圾，这样身体才会更加健康。

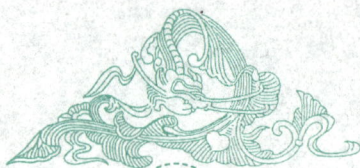

吸烟陋习最伤肺

在人体中，肺与皮肤、大肠和人们的情绪有着紧密的关系。但是它也是人体最可怜的器官。其一，肺是大气污染的受害者；其二，肺是吸烟的受害者；其三，肺是灰尘的受害者；其四，肺是天气变化的受害者……所以，我们必须加强保护自己的肺，才会使皮肤更好，身体更加健康。

在损害肺的诸多因素中，对肺伤害最深的莫过于吸烟了。正常人的肺一般呈红色，而老烟民的肺则呈黑色。吸烟会吸入较多的有害物质，如尼古丁、二氧化硫等，这些有害物质往往都附着在肺上，所以吸烟最伤肺，而肺在所有器官中，也是最脏的一个。

吸烟先驱未能逃避烟的毒害

爱德华七世，堪称全欧洲"吸烟先驱"。60岁即位的他，在当王太子时就迷上了吸烟。而他的最大恶习就是晚饭后立即吸烟。菲力普·马格纳斯在撰写爱德华七世的传记时曾说："国王从当王太子时起每日都会在早饭前吸一支细雪茄、两支纸烟。吃过早饭后，每日平均吸12支粗雪茄和20支纸烟。"结果，爱德华七世刚满40岁就患了严重的支气管炎。医生再三劝他要减少吸烟量，但他对医生的劝告总是左耳进右耳出，毫不理会。进入60岁，呼吸对他来说显得有些力不从心，困难重重。一次，他兴致勃勃地来到巴尔莫勒尔堡的围场狩猎，由于呼吸困难，他无法在原野尽情逐鹿，只好端着枪命令其随从将猎物撵到跟前来。

吸烟是导致肺癌的首要危险因素。因为烟草在燃烧过程中释放出的致癌物质超过60种，这些毒素可通过不同的机制对支气管上皮细胞产生损害，进而癌变。

吸烟易致癌

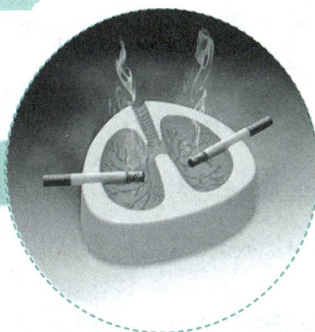

香烟烟雾中的致癌物质 → 呼吸道等处的细胞受损

细胞形态功能发生改变 ← 受损细胞内癌基因激活

正常细胞转变为癌细胞 → 癌细胞复制转移 → 形成癌症

吸二手烟的危害

吸烟者不但会损害自身的健康，他们吸烟时产生的二手烟也会对不吸烟者造成危害，引起肺癌等恶性肿瘤、慢阻肺、心血管病、脑血管病等，尤其可危害孕妇、婴儿和儿童的健康。美国学者根据已发表的多个流行病学研究发现，丈夫吸烟，而本人不吸烟的妻子，患肺癌的危险性比夫妻均不吸烟的女性提高了24%。

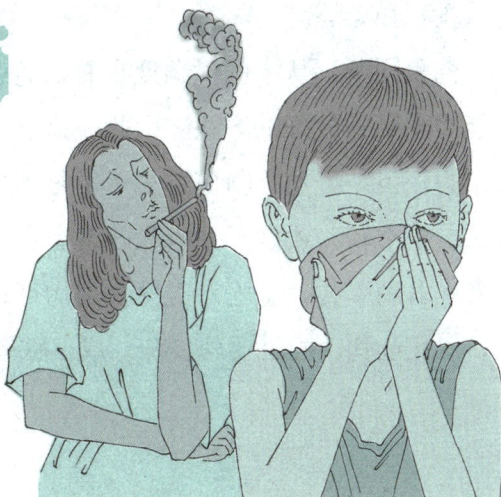

1910年5月6日中午，爱德华七世吸了一支粗雪茄。用完午餐便回到寝室，昏倒在窗前。此时，他张开大嘴，呼吸急促。由于长年累月的吸烟，对于他的肺病，医生也束手无策。由于支气管炎连续发作，他十分痛苦，他令医生给他注射吗啡予以止痛。也就在当晚，他饱受肺病折磨离开了人世。

对于吸烟成瘾者的戒烟窘境，马克·吐温曾幽默地说："戒烟是很容易的事情，我已经戒了几百次了。"似乎每位戒烟者都会切身体验到"戒烟难、戒烟痛苦，戒烟复吸率高"。由此表明，香烟与"嗜血魔鬼"没什么区别，它极其诡异地缠绕于手指间，贪婪地吞噬着人的生命。吸烟对人内脏造成的伤害无法弥补，尤其是肺部。所以，希望每位烟民能够下定决心，将戒烟进行到底。

适宜抽烟者的清肺妙方

多吃清肺的食物，如胡萝卜、梨、木耳、豆浆、蜂蜜等。在此介绍一个清肺妙方：梨生津止渴，清热止咳。一是掏空内部，将川贝、冰糖、蜂蜜等放入，煮熟食用。二是将梨连皮切块，入碗，再放适量冰糖，小火蒸熟，熟后拌入蜂蜜，趁热吃效果不错。三是连皮切成块，和木瓜、蜜枣、猪骨一起煮汤，有清肺热、开胃的作用。四是备少许银耳用水泡发，和梨一起加适量水，煮汤喝，根据口味不同可放适量枸杞和枣等。

药食同源，从中医学角度来看，通过调节饮食直接提高人体的抗病能力无疑是最好的方法，因此，通过食疗来补益肺气从而提高人的免疫力。但是，食疗前应首先了解每种食物的疗效，如痰多、咳嗽者食用白萝卜较为适宜；如内火旺盛者食用绿豆汤较为适宜；如清热生津者宜食用荸荠，生吃、煮熟食用均可。同时，要根据个人的身体素质，对症选食，同时要忌食辣、咸、腻等食物。

方名	食材	做法
银耳百合排骨汤	银耳75克，百合100克，排骨500克。	将上述选料清洗后加水一起放入煲煮沸，煲3小时。
桑白皮百合排骨汤	桑白皮50克，百合75克，排骨500克。	将上述选料清洗干净后加水，然后一起放到煲内煮沸，煲1.5小时。
润肺豆浆粥	豆浆1000克，糯米100克，白糖适量。	将糯米洗净放到锅中，加水适量，大火烧沸后改用小火慢慢熬煮，煮至米粒开花时倒入豆浆，继续熬10分钟，加白糖适量即可。
润肺银耳羹	银耳5克，冰糖50克。	将银耳放到盆内，以温水浸泡30分钟，待其发透摘去蒂头、拣去杂质；将银耳撕成片，放入洁净的锅中，加水适量，以大火煮沸后再用小火煎熬1小时，然后加入冰糖，直至银耳炖烂。
冬菇银耳猪胰汤	猪胰1条，猪瘦肉60克，冬菇15克，银耳9克。	先将冬菇洗净；银耳浸开洗净，摘小朵；猪胰、猪瘦肉洗净，切片。然后把冬菇、银耳放入锅中，加清水适量，大火煮沸后小火煮20分钟，放猪胰、猪瘦肉，再煮沸，调味即可。随量饮用。
杏仁雪梨山药糊	取北杏仁10克，雪梨1个，淮山米粉、白糖适量。	北杏仁开水浸泡，去衣，洗净；雪梨去皮，洗净，取肉切粒；杏仁、雪梨粒放搅拌机内，搅拌成泥状。加清水适量，把杏梨泥、淮山米粉、白糖调成糊，倒入沸水锅（沸水约100毫升），不断搅拌，煮熟即可。随量食用。
川贝雪梨猪肺汤	猪肺120克，川贝母9克，雪梨1个。	猪肺洗净切片，入沸水煮5分钟，再用冷水洗净，沥干水；川贝洗净打碎；雪梨连皮洗净，去蒂和梨心，梨肉连皮切小块。将上物放入沸水锅，小火煮2小时，调味后随量饮用。

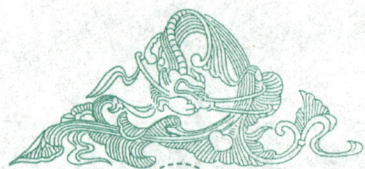

2

如遇热邪雾霾虐，减少户外能"辟邪"

　　"如今，但凡遇到雾霾天气，若想在室外痛痛快快伸个懒腰、打个哈欠，想必会呛一个大跟头。"有些人会认为这么形容太过夸张。其实，这么形容毫不为过。因为雾霾的成分非常复杂，包括数百种大气颗粒物，如矿物颗粒物、海盐、硫酸盐、硝酸盐、有机气溶胶粒子等，它能直接进入并黏附在人体上下呼吸道和肺叶中，并且大部分会被人呼吸道吸入，对呼吸系统产生很大的威胁，易引起多种病症，如鼻炎、哮喘、支气管炎等，严重时会诱发肺癌。

　　雾霾作为热邪，会直接影响呼吸道及肺。当肺受热邪侵害时，会伤肺津而致肺燥。因此防霾护肺很重要。对于防霾，人们应注重内外兼修、扶正祛邪。首先要"存内"，养护好肺，日常可适当食用具有清肺润肺作用的食物。其次要"辟邪"，当雾霾严重时，应减少户外活动，上班或外出回家应及时洗脸、洗手，勤换外衣，不给霾害留任何机会。

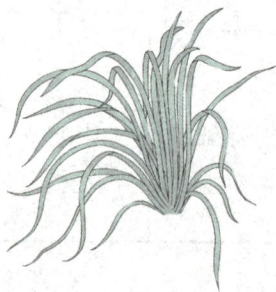

常言道"秋冬毒雾杀人刀"，雾霾天气严重威胁人体健康。现在我们来具体分析PM"家族"成员及危害。

PM10

　　直径小于等于10微米的颗粒物。又称可吸入颗粒物。粒径在2.5~10微米的颗粒物能够进入上呼吸道，但部分可通过痰液等排到体外，另外会被鼻腔内部的绒毛阻挡，对人体危害相对较小。

能够进入上呼吸道

PM2.5

　　直径小于等于2.5微米的颗粒物，又称可入肺颗粒物。被吸入人体后会直接进入支气管，干扰肺部的气体交换，引发哮喘、支气管炎和心血管病等。PM2.5含大量有毒、有害物质，且在大气中停留时间长、输送距离远。

直接进入支气管

PM1

　　目前PM2.5约占PM10的一半以上，而PM1占了PM2.5的绝大部分。此外，更小的颗粒物会更容易携带大气中的致癌物质进入人体。

可进入人体的血液

PM0.5

　　其进入肺泡后，可越过血气屏障，进入心血管系统引起疾病，甚至还会干扰神经系统。

进入心血管系统

PM0.1

　　PM0.1为超细颗粒物，极易吸入肺，沉积在肺泡里，PM0.1的表面积非常大，使得超细粒子成为吸其有效的有机物和重金属的载体。

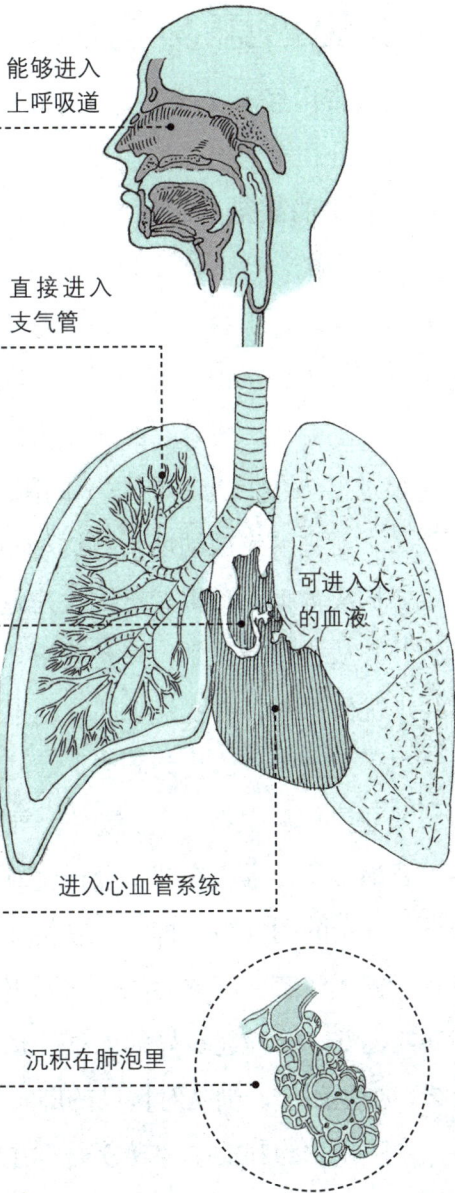

沉积在肺泡里

3

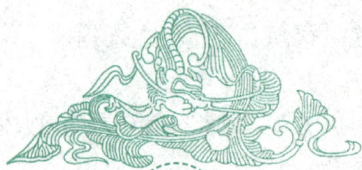

多愁善感易伤肺，肺气宣泄有方法

《黄帝内经》上说，怒伤肝，喜伤心，思伤脾，悲伤肺，恐伤肾。当人处在事与愿违的境况，正常活动受到阻碍，成功的希望遭到挫折，心中的欲望未能如愿时，令人烦恼的忧愁、悲伤便会接踵而来。一般来说，悲、忧作为一种情志活动，是人体对外界事物的一种正常应答反应，不会对身体造成危害。相反，暂时轻度的忧伤有助于对所遭挫折重新认识，有助于人们在思想上获得正确的认识，对身心健康有一定益处。但是，当一个人的忧愁悲伤过度，或者持续时间过长，超过了人体自身所能调节的限度和承受的负荷，而在思想认识上，又不能主动或被动地转移这种不良情绪，就成为一种致病因素，对机体构成危害，严重者可因忧虑过度而丧命。如《红楼梦》中的林黛玉，其从小性情孤僻，多愁善感，稍有不适，就暗自哭泣流泪，最后终于忧伤而死。这就是忧郁过度也能杀人的例子。

中医学认为"悲忧为肺志"，这种情志变化和肺的关系是很密切的。如《灵枢》里有："忧愁者，气闭塞而不行。"也就是说多愁善感，容易悲伤，毒素在肺，会干扰肺内的气血运行，使得肺不能正常舒畅，胸中的闷气被压抑，人就会变得多愁善感起来。凡是喜多愁善感者，皆要注意肺部的功能。这两者也是一个相关体，喜悦的人往往肺功能良好，肺功能良好的人往往情绪乐观喜悦。所以，保持良好的情绪，少生闷气，则是对自己的肺负责。悲伤肺的具体表现如下。

中医学认为肺的主要功能是"主气"。这里的气有两个概念，一

多愁善感阻碍肺气宣泄

生活中，当人处在事与愿违的境况时，正常活动受到阻碍，成功的希望破灭，心中的欲望未能如愿，令人烦恼的忧愁、悲伤便会接踵而来。正如《黄帝内经》上说，怒伤肝，喜伤心，思伤脾，悲伤肺，恐伤肾。因此我们要保持良好的情绪，少生闷气。

多愁善感、忧愁思虑不提倡

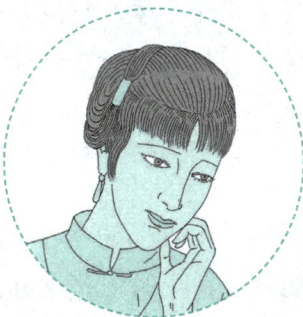

悲伤肺

《红楼梦》中那弱不禁风的林黛玉，终因多愁善感、思虑太多积郁成疾，早早离世。

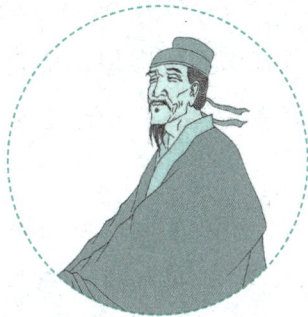

屈原在流放过程中目睹了楚国的危难和"民生之多艰"，因此，带着满腔的愤懑投汨罗江自杀。

如果一个人长时间过于忧愁悲伤，则会超过人体自身所能调节的限度和承受的负荷，久了这种不良情绪会转变为某种致病因素，对机体构成很大的危害，严重者可因忧虑过度而丧命。所以从医学角度来讲，人们不要过度忧愁思虑，这就是忧郁过度也能杀人的道理。

心情舒畅利于肺气宣发

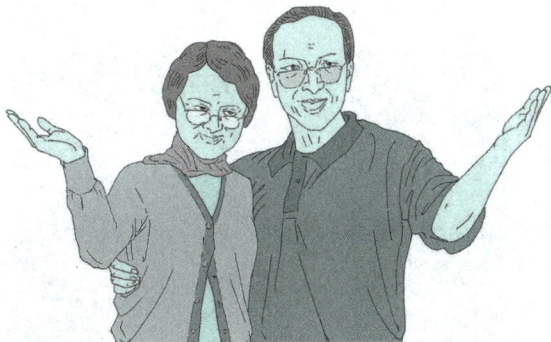

日常工作生活之余多参加一些娱乐活动，经常听听相声、说说笑话，自己找乐子，跟着大家一起笑笑，有利于肺气宣发。

是肺主呼吸之气，即吸入大自然的空气。呼出人体的废气。二是肺主全身之气。即肺将吸入的新鲜空气供应给全身各个脏腑器官。从而保持全身功能活动充沛有力。当肺为悲的情绪所伤，就会出现呼吸之气与全身之气两方面的变化。例如，当一个人因悲伤而哭泣不停，这个人的呼吸往往会加快。我们常说一个小孩子哭的"上气不接下气"，这就是因为悲伤伤肺，肺气损伤则需要更多空气的补充，故表现为呼吸加快，也就是摄气过程的加快。我们还常见到，有时一个人悲哭过度过久，整个人瘫软在地上，旁边人拉都拉不起来，这就是全身之气都因为肺气损伤而生虚损。从症状来看，悲伤肺的主要症状是气短、咳嗽、有痰或无痰、全身乏力、皮肤怕冷。容易感冒，中医称为"肺气虚"。

一位女性患者因习惯性便秘屡治无效去中医院就诊。患者43岁，人有点儿发福，诊见脉滑，舌苔薄、色黄腻。平时工作坐办公室，很少运动。自从晋升失败后就一直特别郁闷，总是心情不好，时常感

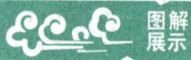

图解展示　多愁善感阻碍肺气宣泄

生活中，有些人总是心情郁闷，时常感冒，久之便会形成习惯性便秘。部分患者总是误吃一些润肠药，结果也没什么效果。其实，这类便秘者均是因为长期忧思伤肺导致肺失宣降，减弱了大肠的传导功能，因而糟粕内停，欲便不得。

长期郁闷，肺气不宣

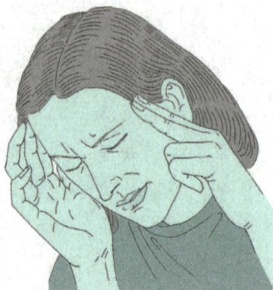

忧思伤肺而使肺失宣降，导致大肠传导失常，以致糟粕内停，欲便不得。

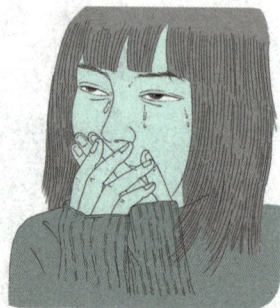

冒，后来就开始便秘。吃润肠药也没什么效果，这次又5天没解大便了。了解病史后，医生明白了患者的症状是因为忧思伤肺而使肺失宣降，导致大肠传导失常，以致糟粕内停，欲便不得。于是，拟以宣肃肺气之法，开出处方：炙紫菀12克、桔梗15克、炙升麻12克、杏仁泥12克、前胡10克、瓜蒌皮12克、瓜蒌仁1克，两剂水煎服。并嘱其改善情志，工作之余多参加一些娱乐活动，经常听听相声、说说笑话，自己找找乐子，跟着大家一起笑笑，这有利于肺气宣发。方中以紫菀宣通壅滞；瓜蒌皮宽胸，开肺气之闭郁；升麻、桔梗升发肺气；杏仁、前胡宣肺肃肺；瓜蒌仁寒润生津、化燥开结。诸药合用有调节肺气升降开合之功能，窒开气畅，肺气得以肃降，津液便可顺利下达，于是大肠传导功能得以恢复。

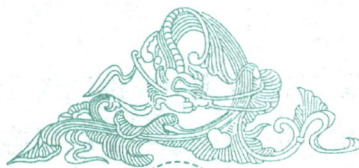

4

肺中毒素常清除，食疗妙方可首选

如果肺中毒素和垃圾不能得到及时的清扫，它就会同不打扫的房间一样，越来越脏，那么，如何帮助肺来清扫肺中的垃圾呢？

萝卜首推为肺的排毒食品

萝卜有明显的平喘作用，就是因为萝卜有清肺的作用。在中医看来，大肠和肺的关系最密切，肺排出毒素的程度取决于大肠是否通畅，萝卜通气，能帮助大肠排宿便，生吃或拌成凉菜都可以。所以有"萝卜上了街，药铺不用开"的说法。

百合可以提高肺的抗病毒能力

肺向来不喜欢燥气，在燥的情况下容易积累毒素。蘑菇、百合有很好的养肺滋阴作用，可以帮助肺抗击毒素，食用时加工时间不要过长，否则百合中的汁液会减少，防毒效果会大打折扣。

按压肺排毒要穴

有利肺的穴位是合谷穴，位置在手背上，第一、第二掌骨桡侧的中点处，可以用拇指和食指捏住这个部位，用力按压。

日常生活中最实用的肺排毒方法

为什么我们感冒了，一发汗就会好呢？这是因为发汗是一种非常好的排毒方法。肺管理着皮肤，所以痛痛快快地出一身汗，让汗液带走体内的毒素，会让我们的肺清爽起来，除了运动，出汗的方法还可以是热水浴，浴前水中加一些生姜和薄荷油，使汗液分泌得更畅快，排出身体深处的毒素。

深呼吸。每次呼吸，肺内都有残余的废气无法排出，这些废气相对于那些新鲜、富含氧气的空气来说也是一种毒素。只需要几次深呼吸，就能减少体内废气的残留。

多吃苹果。经常吃苹果的人和经常吃萝卜的人一样，咳嗽、生痰的概率明显下降。这是因为苹果中的果胶和抗氧化物能减轻肺部的炎症反应。

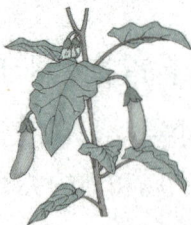

在人的身体中，时常会有毒素和垃圾影响肺的健康，如果这些有毒物质不能及时清除，肺部的灰尘就会越积越多，到头来，它就像一座装满垃圾的脏房子，严重影响了人生活的质量，甚至危及生命。

细心呵护我们的健康之肺

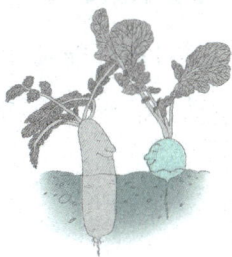

肺排出毒素的程度取决于大肠是否通畅，萝卜通气，能帮助大肠排宿便。

蘑菇、百合有很好的养肺滋阴作用，可以帮助肺抗击毒素。

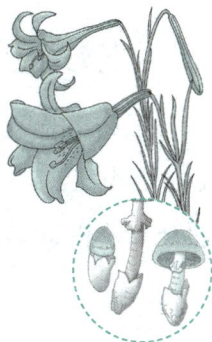

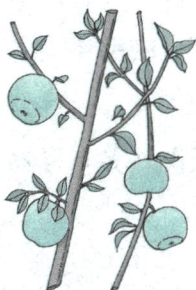

多吃苹果。苹果中的果胶和抗氧化物能减轻肺部的炎症反应。

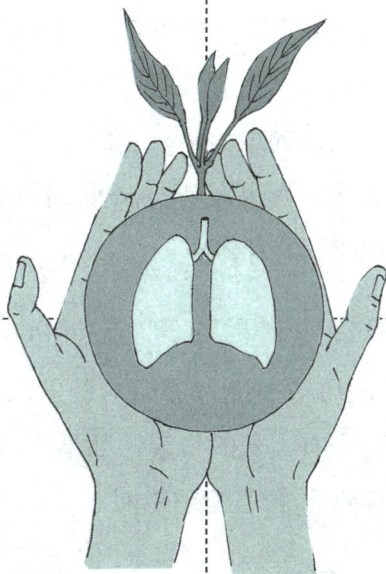

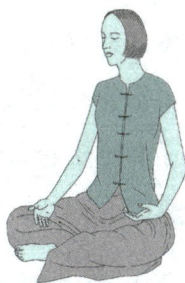

深呼吸。每次呼吸时，肺内都有残余的废气无法排出，这时做几次深呼吸，就能减少体内的残留废气。

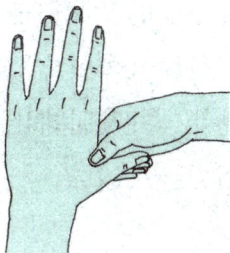

按摩合谷穴有助于肺排毒。按摩时用拇指和食指捏住这个部位，用力按压。

排汗解毒是一种理想的排毒方法。发一身热汗可带走体内的毒素，让肺清爽起来。

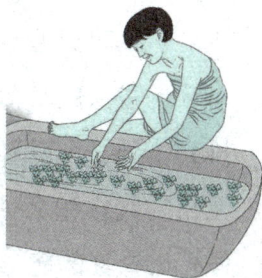

5

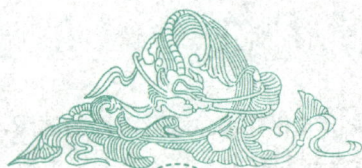

轻松运动巧排毒，肺活量大功能强

值得的提醒的是，肺最活跃的时间是早7—9点，此时最好能够通过运动排毒。在肺最有活力的时候进行慢跑等有氧运动，能够加强肺排出毒素的功能。

运动可加速淋巴循环

淋巴排毒系统可以有效地防止外界有毒物质侵入机体，并且排出体内的垃圾，淋巴循环的运作主要依赖肌肉的收缩，而血液循环则主要依靠心脏的收缩。在运动的过程中，肌肉收缩频率和力度都会得到提高，这对我们的淋巴循环有很大帮助，可以提高它抵御外界有毒物质的能力，更好地保护我们的身体。

运动有利于排尿、排便

运动可以促使肠道蠕动加快，进而对肠胃内的食物进行消化分解。人的尿液和粪便都含有大量的毒素，如果不能及时排到体外，会被身体重新吸收，对身体造成"二次伤害"。

运动可增加肺活量

运动可以改善呼吸系统功能，提高肺活量。肺部主要的功能就是对我们吸入的气体做好"监督检测"工作，如果发现有害气体就立即排到体外，所以肺活量的提高可以增强肺部换气的功能，并及时排出无用的气体和水分，使更多的氧气进入人体，细胞活力越来越强，机体抵御毒素的能力也就得到了显著提升。

通常情况下，早上7—9点是肺最活跃的时间，此时进行合理的有氧运动，可大大增强肺部排毒的能力。

呼吸排毒

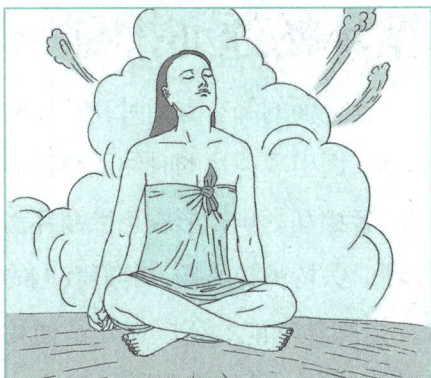

在空气清新的地方，先放松腹部，用指尖轻轻触及；鼻子平稳地深吸气，指尖能感觉到腹部鼓起；停顿4秒，再用嘴慢慢呼气。

慢跑排毒

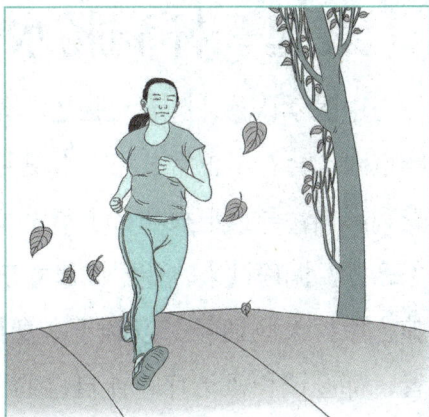

慢跑时尽可能大地摆动和舒展手臂，可以均匀调整呼吸，刺激免疫系统提高免疫力，可迅速排出肺部毒素。

游泳排毒

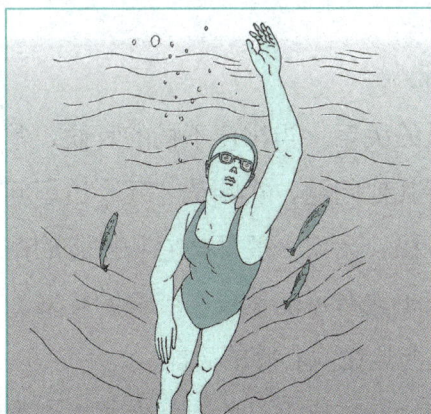

游泳时水的浮力可以减轻关节负重，释放关节压力，增强四肢的肌肉力量，扩大肺活量，有利于排毒。

有氧舞蹈

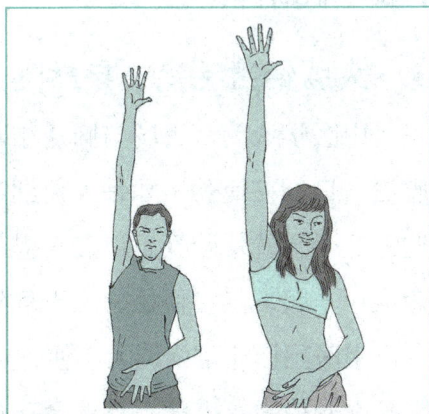

有氧舞蹈可锻炼人体的心肺功能，提高人体的免疫力，塑造人体柔美身形，对排毒有很好的效果。

6

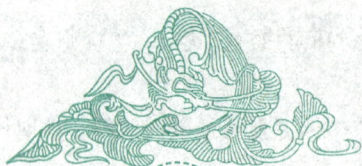

晨起一杯润肠水，循环畅通亦排毒

中医学认为，肺与大肠是一套系统，当上面的肺有毒素时，下面的肠道内也会有不正常淤积，出现便秘。当下面出现便秘的时候，肺也会受到影响，导致上火和鼻子不通气，这两者相互影响，形成恶性循环。怎么办？调理过来，让它们建立正向循环，保持鼻腔通畅，养好我们的肺，保持大肠通畅，以利于全身排毒，提高肺功能。所以，凡是便秘者，都应该积极治疗，让自己的大便正常起来。早晨空腹喝一杯水，有生清降火的功效，能促进身体清理垃圾。

《黄帝内经》认为："大肠者，传导之官，变化出焉。""传"有传递的意思，"导"即疏通。大概的意思是专门负责传递和疏通，把身体里凝聚的糟粕排出去。为了配合大肠经的工作，我们必须按时排便，排出糟粕。

大肠经出毛病，自然连累肺

中医学认为，大肠与肺是相表里的关系。当排便不畅的时候，常憋着一口气在使劲。如果大便细或有其他问题，实际是"气"出了问题。这个气就是肺气。现在一提起便秘，大家一般都把它和排毒的概念放在一起，其实便秘的真正危险在于它有可能造成心脏病的突发。所以中医问诊非常强调大小便，实际上是在问心肺的功能。

大肠经出了毛病，自然会连累肺。肺主皮毛，脸上就会冒出许多小痘痘，面色也会变得黯淡无光。为了不让我们的"颜面无光"，一定要照顾好大肠经。即每日在大肠经最活跃的时候，按时排便。

排便时间不规律的人，每日清晨起床，第一件事就是排大便。如果没有便意，不妨在马桶上坐一会儿，时间长了也会形成一种条件反射。对于排便困难的人，起床后第一件事是喝杯白开水，可冲洗肠胃、清理体内毒素、促进排便。

有些人清晨饮水，喜欢在水里加点盐，认为这样有利于人体健康。事实恰恰相反。因为人在整夜的睡眠中滴水未进，而呼吸、排汗、泌尿等活动却并未停止，这都需要消耗大量水分。所以清晨人的血压往往是最高的。如果此时饮用淡盐水，很可能会造成血液进一步浓缩。特别是心血管病患者，其起床后血液黏稠度最高，此时再喝淡盐水，无异于雪上加霜。

如果实在不喜欢白水寡淡的味道，可以在里面加些蜂蜜。蜂蜜本身就有润肠通便的功效，并且营养丰富。

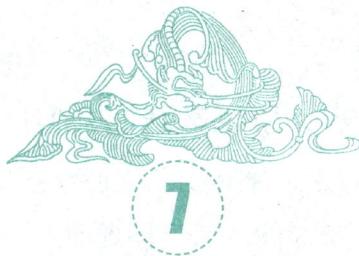

7

辛味食品有益养肺，秋季多食需辨证

《素问·宣明五气篇》载："酸入肝，辛入肺，苦入心，咸入肾，甘入脾，是谓五入。"这里要重点讲解夏季食辛利于肺。一般人认为夏天热，不能吃辛辣的，其实不然。夏天人体毛孔张开，最容易感受外邪，辛味有发散特性，能帮助我们祛除表邪。所以夏季食辛利于肺。辛味，实际上包含了很多不同的味道，麻味、辣味、辛香味，都属于辛味，它们共同的特点就是气味浓烈。

辛味属金

五行中金有沉降肃杀的特性，但辛为阳金，反而有上升发散的作用，就像烧红的铁锅，洒点水进去马上就蒸发了。辛味最突出的就是辛香四溢，往外发散。具有行气、发散、活血、化瘀的作用，能促进气血流通。

辛味入肺和大肠

辛味入肺和大肠，能宣发肺气。气行则血行，气血瘀滞者就要用辛味，让气血得以流动，使一潭死水变成活水，才更富有生机。肺部疾患最常见的就是感冒，而感冒必用辛味来治疗。风寒感冒需要辛温的药物来发汗，或者喝些葱姜水也挺管用；风热感冒需要辛凉的药物来解表，如银翘解毒片，吃白萝卜也很有效果。但是，辛味属阳，不补肺阴，所以肺阴虚的人，如肺结核患者，则不宜多吃辛味。辛味入大肠，有燥的作用。尤其是辛温食物的发汗作用很强，多食就会耗伤津液。另外，大便干燥者不宜多吃麻辣的食物，以防加重肠道缺水的状况，造成便秘。

辛属金，金生水，所以辛味能补肾

辛为阳金，可补肾水。肾阴虚的人往往会出现夜里盗汗，手、脚心发热，则不宜多吃辛味食物。而肾阳虚的人，也就是体质虚寒，手脚冰凉、畏寒者，则可用辛味食物来补肾阳。

肺为金，肝为木，金克木，肺气太旺对肝不利

爱吃辣的人秋天一定要克制一点。所以，古人说，一年之中，秋不食姜。当然，这不是说一点不能吃，而是不能专门去吃姜，像姜茶、姜糖之类应避免食用；做菜的时候，姜是调料，可以放一些，跟别的食物一搭配就平衡了。

　　秋季多吃辛味食物利养肺，秋季适合养肺，而辛味食物有利于养肺，所以肺气虚的人可多吃点辛味食物。

辛味食物利养肺

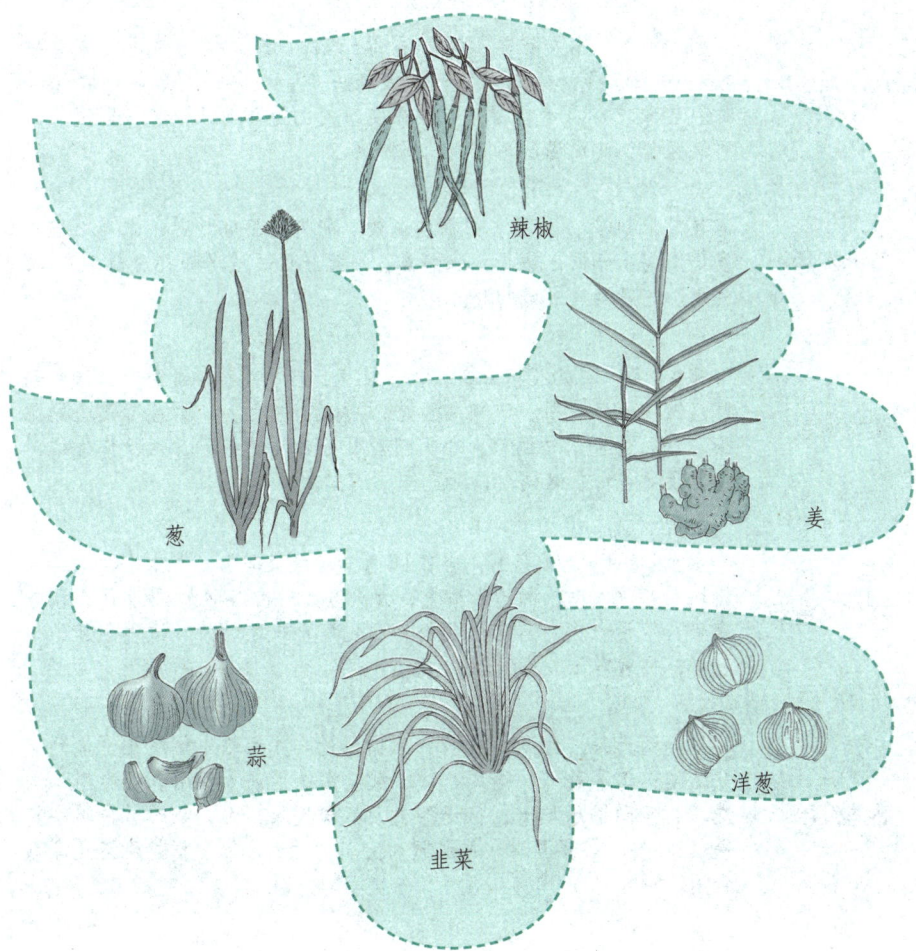

辣椒

葱

姜

蒜

韭菜

洋葱

　　中医学认为辛入肺，辛味食物可以养肺。很多人认为辛就是辣，其实在中医学中，除了辣，腥膻、味冲的食物都算"辛"，如羊肉、大葱、韭菜等。秋天，肺气虚的人可多吃点辛味食物，以增强肺气。适量的辛味食品能刺激胃肠蠕动，增加消化液的分泌，并可促进血液循环、祛风散寒、舒筋活血。

汤方	制　法
川贝雪梨猪肺汤	猪肺120克，贝母9克，雪梨1个。先将猪肺洗净切片，放开水中煮5分钟，再用冷水洗净；贝母9克洗净打碎；雪梨连皮洗净，去蒂和梨心，梨肉连皮切小块。将以上食材放入沸水锅，小火煮2小时，调味后适量饮用。
雪梨银耳汤	雪梨1个，水发银耳30克，贝母5克，白糖适量。将水发银耳去根、去杂洗净，撕成小片；将雪梨去皮、去籽，切成块。将银耳片、雪梨块、贝母、白糖同放在炖皿内上笼蒸约35分钟，取出，即可装盘食。此汤滋阴清肺、消痰降火。
芝麻木耳汤	黑芝麻10克，木耳、白糖各适量。先将黑芝麻炒熟；木耳用温水发好。将上物同入锅，加水煎煮，煎煮好后可适当加些白糖，分2次食用。芝麻具有良好的润燥作用。
蛋奶鲫鱼汤	鲫鱼1条，蛋奶20克，姜、葱各10克，盐、鸡精各适量。将鲫鱼剖腹后清洗干净待用。把鲫鱼放置3成热的油中过油，以去除鲫鱼的腥味。加入适量水和调料，小火清炖40分钟。起锅时加入少许蛋奶，能使汤变得白皙浓稠，口感更佳。
杏仁水鱼汤	水鱼1条（约500克），杏仁10克。将水鱼宰杀，用水洗净，连壳斩块一齐放入锅，加清水适量，大火煮开后再以小火煮2小时，调味即可，饮汤食肉。具有滋阴降火、化痰止咳之功效。适用于肺结核患者，咳嗽咯血、腰酸耳鸣者。
银耳红枣汤	银耳两大朵，红枣约15枚，冰糖适量。先用冷水将银耳浸泡到充分涨发，剪去蒂部，撕成小块，反复淘洗后沥干备用。大枣用水清洗。将紫砂锅添足水，将银耳、大枣同放入，大火烧开后再转小火慢熬2小时，以银耳融化成胶状为宜。然后入冰糖，搅拌到溶化即可食用。

图解展示 滋阴润肺粥（羹）

（续表）

汤方	制 法
杏仁粥	甜杏仁10克，粳米50克。先将杏仁去皮研成泥状，粳米洗净。将上物加适量水煮沸，再以慢火煮烂即可。宜温热时服食，每日服2次，可作早晚餐。具有止咳平喘之功效。
莲子百合羹	莲子、干百合各15克，鸡蛋1枚，白糖适量。将莲子去心，与百合同放入砂锅，加适量清水，小火煮至莲子肉烂，再加入鸡蛋、白糖。鸡蛋煮熟后即可食用。可补益脾胃、润肺、宁心安神。
山药萝卜粥	大米50克，山药、白萝卜各100克，胡椒粉适量。将大米洗净，山药洗净削皮后切成滚刀块，白萝卜洗净后切块或片。砂锅中加水煮开后放入大米、山药、白萝卜。煮沸后转小火煮约30分钟即可。食用时撒少许胡椒粉。
百枣莲子银杏粥	百合30克，大枣20枚，莲子20克，银杏15粒，粳米100克，冰糖适量。将莲子先煮片刻再入粳米、百合、大枣、银杏，煮沸后改用小火至粥稠，入冰糖稍炖即成。

图解展示 养颜排毒滋阴润肺养生茶

茶方	制 法
元气茶润肤	黄芪、麦冬各15克，枸杞子25克。将上物以开水冲服。黄芪补中益气以助代谢，枸杞子补血、润肤，麦冬润肺养胃。适用于精神不振、疲倦无力、容易出汗、懒言懒动、头晕嗜睡等气虚无力型人群。
补血茶凉补	桂圆50克，桑葚15克，蜜黄精25克。开水冲饮。桂圆滋补脾；桑葚凉补肝肾；蜜黄精补血润肤。适用于脸色苍白或泛黄、疲劳、唇色泛白、头晕目眩等血虚缺氧型人群。
温阳茶清热	东洋参、天冬各15克，桂枝7.5克。东洋参滋补元气、生津止渴；天冬养血清热；桂枝发汗解热。适用于畏寒怕冷、四肢冰冷、精神萎靡、大便较软或易腹泻等阳虚怕冷型人群。
滋阴茶解毒	沙参50克，玉竹25克，菊花15克。沙参清肺除虚热；玉竹润肺生津；菊花清热解毒。适用于面红发热、容易口渴、小便量少颜色红黄，大便较硬等燥热上火型人群。

图解内经养肺经

水果	功　效
葡萄	葡萄营养丰富，酸甜可口。具有补肝肾、益气血、生津液、利小便等功效。生食能滋阴除烦，捣汁加熟蜜浓煎收膏，开水冲服，治疗烦热口渴尤佳。经常食用，对神经衰弱和过度疲劳均有补益。制成葡萄干后，铁和糖的含量相对增加，是儿童、妇女和体弱贫血者的滋补佳品。
石榴	石榴性温，味甘酸，有生津液、止烦渴的作用。凡津液不足、口燥咽干、烦渴不休者，可作食疗佳品。石榴捣汁或煎汤饮，能清热解毒、润肺止咳、杀虫止痢，可治疗小儿疳积、久泻久痢等症。
甘蔗	甘蔗汁性平，味甘，为解热、生津、润燥、滋养之佳品，能助脾和中、消痰镇咳、治噎止呕，有"天生复脉汤"之美称。中医常把其作清凉生津剂，用于治疗口干舌燥、津液不足、大便燥结、高热烦渴等症。
梨	梨肉香甜可口，肥嫩多汁，有清热解毒、润肺生津、止咳化痰等功效，生食、榨汁、炖煮或熬膏，对肺热咳嗽、麻疹、老年咳嗽、支气管炎等症有较好的治疗效果。若与荸荠、蜂蜜、甘蔗等榨汁同服，效果更佳。
大枣	大枣能养胃和脾、益气生津，有润心肺、调营卫、滋脾土、补五脏、疗肠癖、治虚损等功效。中医常用其治疗小儿秋痢、妇女脏燥、肺虚咳嗽、烦闷不眠等症，是一味用途广泛的滋补良药。
柑橘	柑橘性凉，味甘酸，有生津止咳、润肺化痰、醒酒利尿等功效，适用于身体虚弱、热病后津液不足口渴、伤酒烦渴等症，榨汁或蜜煎，治疗肺热咳嗽尤佳。
柿子	柿子有润肺止咳、清热生津、化痰软坚之功效。鲜柿生食对肺痨咳嗽、虚热肺痿、咳嗽痰多、虚劳咯血等症有良效。红软熟柿可治疗热病烦渴、口干唇烂、心中烦热、热痢等症。

8

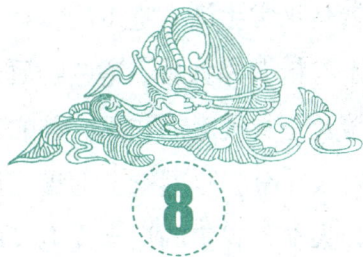

想要"气色"好、养颜先养肺

拥有美丽的容颜是每位女性朋友梦寐以求的事情。但再美的容颜也经不起岁月无情的侵蚀，因此"美人迟暮"的悲凉一次又一次上演。为了使自己青春长驻，容颜不老，爱美的女性总是想尽一切办法。不是去美容院，就是买各种昂贵的化妆品。其实，真正的美丽是由内而外散发出来的。用龚廷贤（明代医家）的一句话来讲就是："善养生者，养内；不善养生者，养外。"

中医学认为，人的气色（颜面）好坏与脏腑气血是否充盈有着很大的关系。人体就像一个完整的"行政机构"，五脏六腑各司其职。而肺正是掌管人们"面子工程"的大领导。

构建好自己的"面子工程"，首先要按"时"睡眠。尽量不熬夜，养成良好的睡眠习惯。生活中，我们时常会听到"某人皮肤特别给面"，"给面"的意思就是"气色"好。我们不妨将"气"和"色"拆开来看。中医学认为，"气"由先天之气、后天之气和肺之清气组成。先天之气就是指受之于父母的元气，藏于肾中，元气的好坏大多来自遗传。后天之气由水谷精微运化生成，用来滋养元气，濡养全身器官。清气一般从自然界呼吸而来，三者相聚就会形成一股"气"。"色"通常指人的外表相貌。唯有保证"气"充盈，皮肤才会大放光彩。为什么呢？其实"气"的分类有很多种，但诸气的总管只有一个，那就是肺。

《黄帝内经》讲，肺主一身之气，它具有"宣发"和"肃降"两大功效。通俗来讲，就是平常生活中吃下的食物要经过肠胃的进一步加工、消化，转化成水谷精微等物质。这些物质要借助肺气的推动输布全身，达到供养脏腑及全身皮毛的作用。肺的宣肃功能正常，脏腑及皮毛所汲取的营养就很充分，自然就会健康，显现于面上就是人的气色特别好。反之，如果肺失宣肃的话，皮毛汲取的营养成分不足，就会显得枯槁憔悴，从气色上反映出来就是面色晦暗。正如我们时常听到这样一些话："哟，你今天的脸色怎么这么差？""唉，别提了，昨晚我可是加了一宿班。"以此看来，不管是谁，熬夜后的脸色总会给人一种很憔悴的样子。另外，如果一个人经常熬夜，受到伤害最深的就是肺，显现于面上就是脸部出现"暗疮、粉刺或黑斑"等，受这些因素的影响，皮肤的正常呼吸功能受损，皮肤就会出现退化、衰老、皱纹加深等。肺功能受损者，其皮肤缺乏光彩，还极易过敏。因为肺还具有宣发卫气的功能。卫气为水谷之气所化，是人体的一层"保护罩"。肺气虚了，卫气自然受损，如此，皮肤缺少卫气的保护，再接连遭受很多刺激，如冷、热或花粉刺激，过敏现象就很容易发生。所以，女性养颜先要养好肺。

此外，根据中医五行的理论，肺为金，肾为水。我们在养好肺的同时，又能起到补肾的作用。因为"肾藏精"，肾脏功能强的人，精力就会特别充足。

第五章

肺病的经络按摩推拿疗法

◇　　◇　　◇　　◇　　◇　　◇　　◇

　　肺是人体重要的呼吸器官，《素问·五脏生成篇》说："诸气者，皆属于肺。"这就是中医学上常说的"肺主气"，是人体内外气机交换的重要通道。由于肺通过口鼻与外界相通，因此寒、热、燥、湿等邪气多会随之犯体，出现鼻燥、皮肤干涩、咽痛等现象，或是发热、咳嗽、喘粗气等症状。为了避免这种情况，平时要学习并掌握一些有效益肺固表的按摩方法，这对于养生是很有益处的。

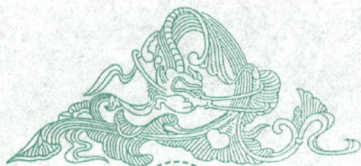

1

感冒

感冒是一种外感风邪或时行病毒引起的发热性疾病，中医称为"伤风"，现代医学称为呼吸道感染性疾病。临床表现为发热、畏寒、头痛、鼻塞、流鼻涕、打喷嚏，伴有咳嗽、咽喉肿痛等症状。感冒一般多发病于初冬季节，但一年四季皆可发病，主要是冬春寒冷季节为多，由于外感病邪不同，感冒有风寒、风热和暑湿之分。

风热感冒

主要症状：鼻塞流浊黄涕，舌苔薄白微黄，边尖红，脉象浮数；身热初起微恶风，汗泄不畅，头胀痛；咳嗽，痰黏或黄，咽燥或红肿疼痛，口干欲饮。

病因分析：风热为阳邪，风热袭表，有汗而热不解，风热上扰清窍，故见头痛；皮毛疏泄失度，故见发热，而微恶寒；风热犯肺，故见咳嗽、咽痛，均为风热之症。

按摩推拿手法治疗：第一步，患者坐位，医者一手点按双发际，拇指与其余四指揉拿项肌法，重点风池、风府穴点揉大椎穴，以清热除风。第二步，双拿肩井及揉搓斜方肌，置俞穴揉按之，再以一手握患腕，另手施以揉拿手三阴法、揉拿手三阳法，同时点按曲池、合谷，以驱散风邪。第三步，施用四指归提法，达以疏风止痛，清热解表。咳嗽甚者，可施用梳胁开胸顺气法，重点云门，以清宣利肺；咽喉疼痛者，可点按廉泉，用二龙戏珠法，以解毒利咽；鼻衄者，可双点少商，以清肺泻热、凉血止血。

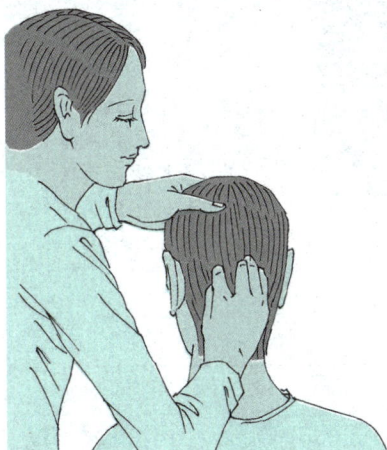

第一步

患者坐位，医者一手点按双发际，拇指与其余四指揉拿项肌法，重点风池、风府穴，点揉大椎穴，以清热除风。

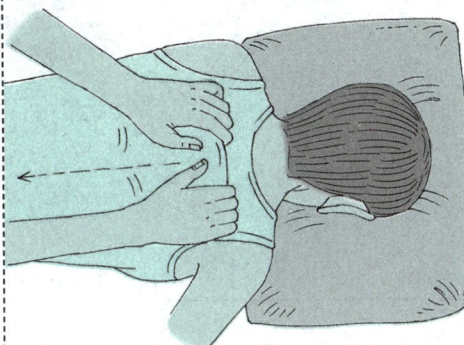

第二步

双拿肩井及揉搓斜方肌，置俞穴揉按之，再以一手握患腕，另手施以揉拿手三阴法、揉拿手三阳法，同时点按曲池、合谷，以驱散风邪。

风池

位于项部，当枕骨之下，与风府穴相平，胸锁乳突肌与斜方肌上端之间的凹陷处。

风府穴

风府穴位于后颈部，两风池穴连线中点，颈顶窝处。

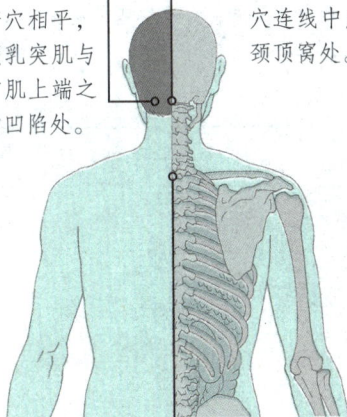

揉拿手三阳法

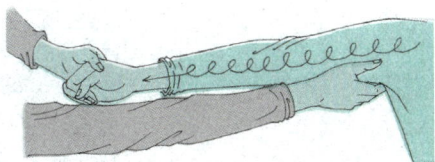

大椎

位于后正中线上，第7颈椎棘突（即低头时颈背最突起的骨头）下凹陷中。

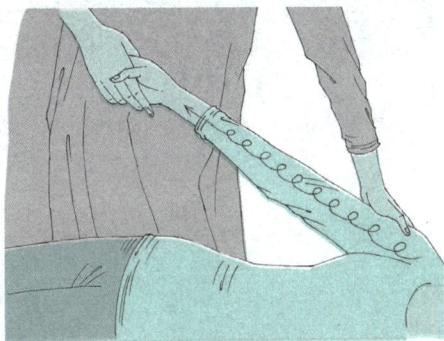

揉拿手三阴法

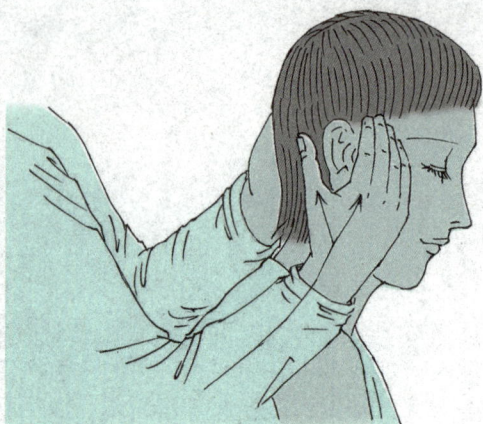

第三步

施用四指归提法，达以疏风止痛、清热解表。

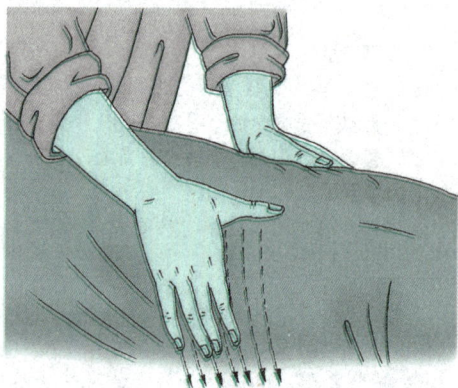

咳嗽甚者，可施用梳胁开胸顺气法，重点云门，以清宣利肺。

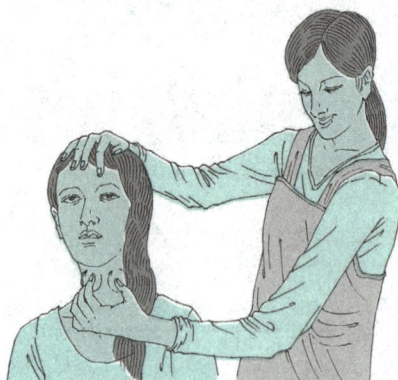

咽喉疼痛者，可点按廉泉及施用二龙戏珠法，以解毒利咽。

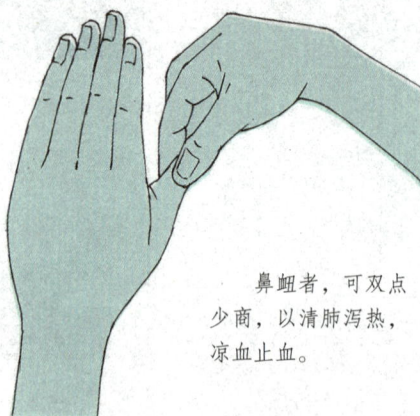

鼻衄者，可双点少商，以清肺泻热，凉血止血。

暑湿感冒

主要症状：肢体重或疼痛，头昏胀痛，咳吐黏痰，鼻流浊涕，心烦口渴，身热，微恶寒，汗少，口中黏腻，胸闷，泛恶，小便短赤，舌苔薄黄而腻，舌胖大，脉濡数。

病因分析：风暑加湿上犯清空，头昏胀痛；暑热犯肺，肺气不清，淡涕黏浊；暑热内伤，灼热伤津而心烦、口渴，小便短赤；夏盛感冒，感受当令之暑邪，夹湿暑湿并重，暑湿伤表，表卫不和，故身热，微恶风，汗少，肢体酸痛；湿热中阻，气机不展而胸闷，泛恶，口中黏腻，渴不多饮。舌胖，苔薄黄腻，脉濡数均为暑湿夹热之征。

按摩推拿手法治疗：挟暑者参见风热感冒治疗。

风寒感冒

主要症状：四肢疼痛，鼻塞流涕，喉痒咳嗽，恶寒重，发热轻，头痛，咳痰清稀而色白，口不渴或渴喜热饮，舌苔薄白，脉浮或浮紧。

病因分析：风寒上受，肺气不宣而致鼻塞流涕、咽痒、咳嗽等肺系症状。因风寒在表脉象浮，寒而苔薄白。

按摩推拿手法治疗：第一步，患者坐位，医者以拇指与余四指于颈项部揉拿项肌，推拿搓擦风池，提拿双侧肩井，搓拿项背部，轻揉俞穴，重点按肺俞、风门穴。第二步，再以一手握患腕，另手施以揉拿手三阴法、揉拿手三阳法、搓捋双臂法，同时点按鱼际、外关、列缺等穴，以达解表之效。第三步，嘱患者俯卧位，医者于背俞以揉摩，施以提拿足三阴法、提拿足三阳法，以除四肢酸痛。第四步，嘱患者仰卧位，自患者头部始施以推运印堂法、分阴阳法、鸳鸯理额法及干洗脸法，重点按迎香、禾髎穴，以开鼻窍。

头痛重者施以干洗头法、双运太阳法，止痛祛风；咳嗽者点按鱼际、上星、太渊，以清肺止咳。外感发热者以鹰爪抓鸡（脊）法、搓运夹脊法，驱散风寒以解表。

预防：加强御寒锻炼，增强抗病体质。

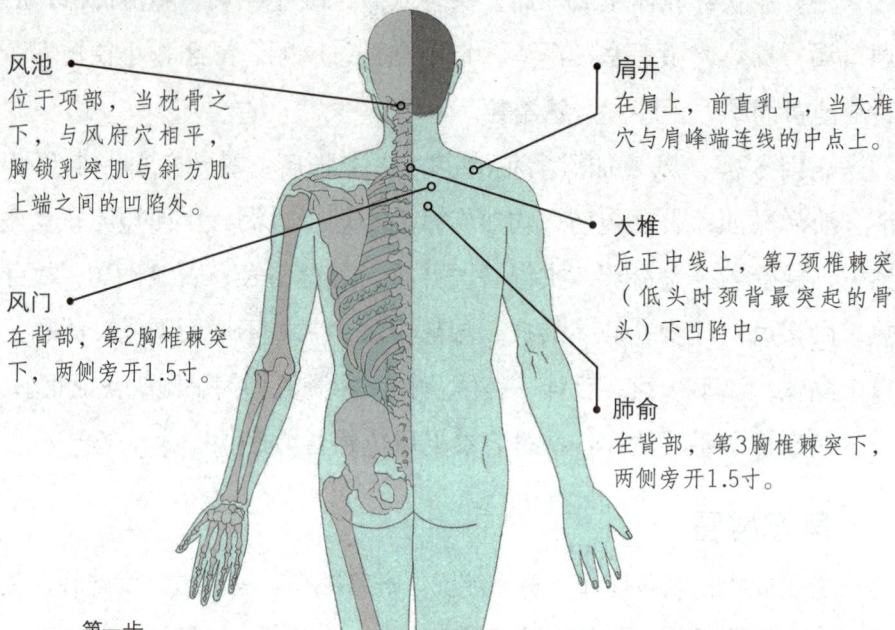

风池
位于项部，当枕骨之下，与风府穴相平，胸锁乳突肌与斜方肌上端之间的凹陷处。

肩井
在肩上，前直乳中，当大椎穴与肩峰端连线的中点上。

大椎
后正中线上，第7颈椎棘突（低头时颈背最突起的骨头）下凹陷中。

风门
在背部，第2胸椎棘突下，两侧旁开1.5寸。

肺俞
在背部，第3胸椎棘突下，两侧旁开1.5寸。

第一步
患者坐位，医者以拇指与余四指于颈项部揉拿项肌，推拿搓擦风池，提拿双侧肩井，搓拿项背部，轻揉俞穴，重点按肺俞、风门穴。

列缺
两手虎口自然平直交叉，一手食指按在另一手桡骨茎突上，指尖下凹陷处。

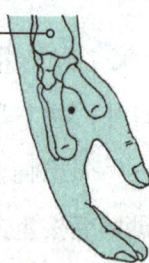

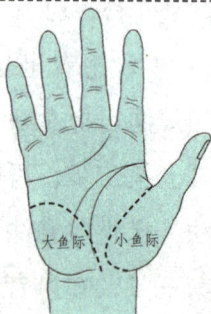

大鱼际　小鱼际

外关
在前臂背侧，当阳池与肘尖的连线上，腕背横纹上2寸，尺骨与桡骨之间。

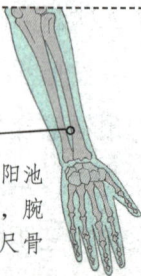

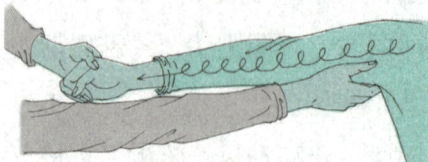

揉拿手三阴法

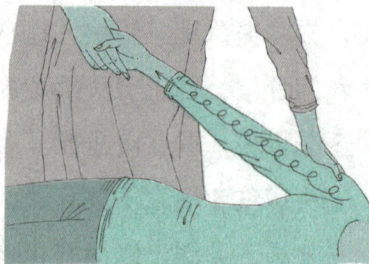

揉拿手三阳法

第二步
再以一手握患腕，另手施以揉拿手三阴法、揉拿手三阳法、搓捋双臂法，同时点按鱼际、外关、列缺等穴，以达解表之效。

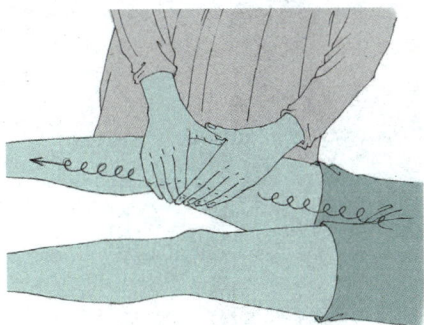

提拿足三阴法

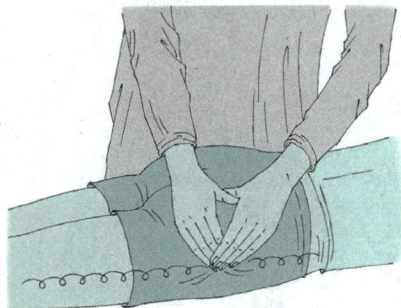

提拿足三阳法

第三步

嘱患者俯卧位，医者于背俞以揉摩，施以提拿足三阴法、提拿足三阳法，以除四肢酸痛。

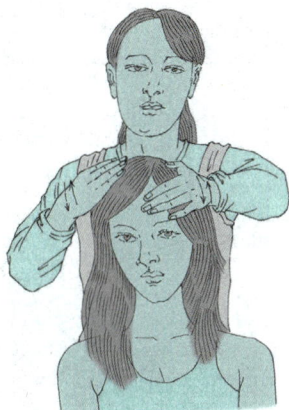

推运印堂法

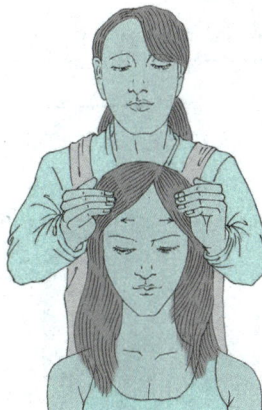

分阴阳法

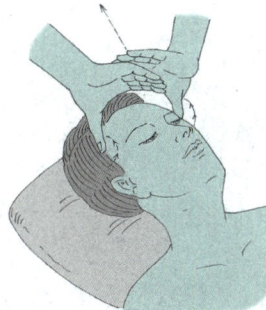

鸳鸯理额法

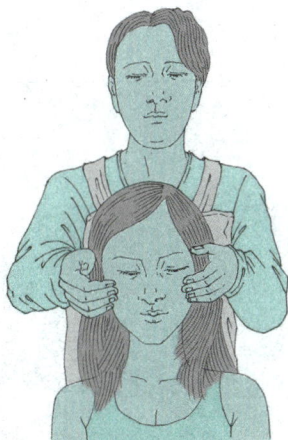

干洗脸法

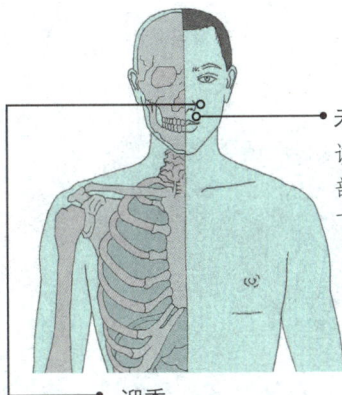

禾髎
该穴位于上唇部，鼻孔外缘直下，平水沟穴。

迎香
在鼻翼外缘中点旁，当鼻唇沟中。

第四步

嘱患者仰卧位，自患者头部始施以推运印堂法、分阴阳法、鸳鸯理额法及干洗脸法，重点按迎香、禾髎穴，以开鼻窍。

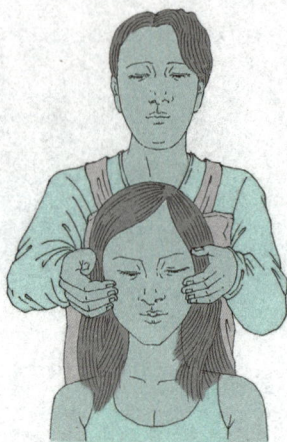

干洗脸法

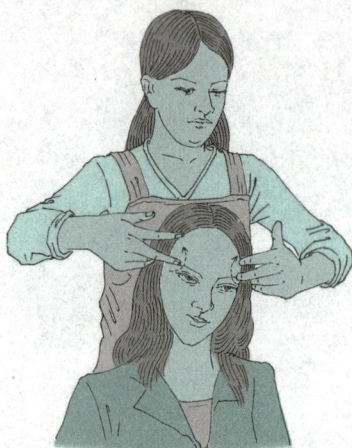

双运太阳法

头痛重者施以干洗头法、双运太阳法，止痛祛风。

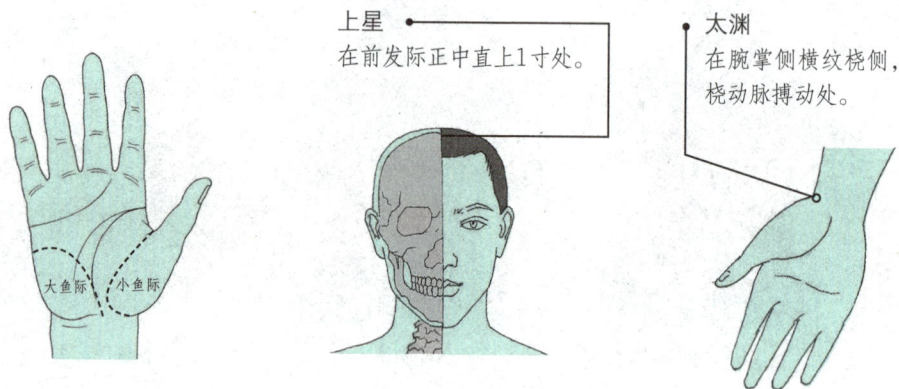

上星
在前发际正中直上1寸处。

太渊
在腕掌侧横纹桡侧，桡动脉搏动处。

大鱼际　小鱼际

咳嗽者点按鱼际、上星、太渊，以清肺止咳。

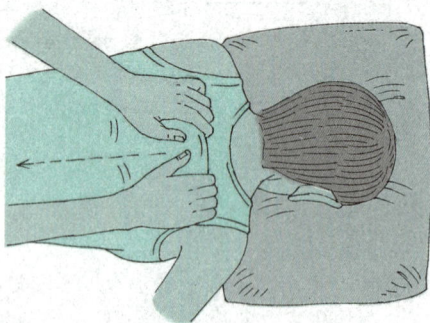

鹰爪抓鸡（脊）法

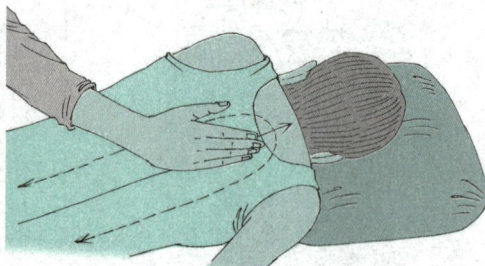

搓运夹脊法

外感发热者以鹰爪抓鸡（脊）法、搓运夹脊法驱散风寒以解表。

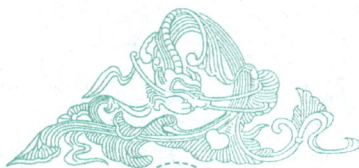

2

咳嗽

咳嗽是呼吸系统常见的病症，以气逆咳呛、咳吐痰液为主要特征。分别言之，有声无痰为咳，有痰无声为嗽，一般多为痰声并见，故以咳嗽并称。医学界将其分为外感咳嗽与内伤咳嗽两大类。外感咳嗽多由风、寒、燥、热等外邪侵犯肺引起，其特征是发病急、病程短，常并发感冒；内伤咳嗽多因脏腑功能失调，内邪伤肺，致肺失肃降所致，其特征是病情缓、病程长，因五脏功能失常引起。古代医家有"咳证虽多，无非肺病"和"五脏六腑皆令人咳，非独肺也"等说法。咳嗽一证可出现在多种疾病中，现代医学中的急、慢性气管炎，支气管扩张，肺炎、肺结核等，均可参考本篇进行辨证论治。

咳嗽的病因分外感和内伤两大类：外感咳嗽是肺本身的病症，多以风邪为先导，而来寒、热、燥等邪气，从皮毛和口鼻侵入人体，首先犯肺，使肺失宣降，肺气上逆而致咳嗽；内伤咳嗽常涉及其他脏腑，因肺为娇脏，任何脏腑有病往往累及于肺而出现咳嗽。如脾失健运，痰湿内生，上扰于肺；情志不舒，肝郁化火，上乘于肺；肾阳不足，气化不利，水气上犯；肺本身气虚、阴虚皆能影响肺气的升降出入而致咳嗽。

辨证首先应区别外感和内伤，论治应分清邪正虚实，外感咳嗽多为新病，见肺卫表证，属于邪实，治以宣肺散邪为主；内伤咳嗽多为久病，反复发作，如见他脏引起者，多属邪实正虚，治当祛邪止咳，兼顾扶正。

风寒咳嗽（外感）

主要症状：咳嗽声重有力，痰清稀色白，咽痒，鼻塞流清涕，恶寒发热，无汗，全身酸软，舌苔薄白，脉浮紧。

病因分析：风寒袭肺，肺气不宣，故咳嗽，咽痒，鼻塞流清涕；寒邪郁肺，气不布津，凝聚为痰，故痰清稀色白；风寒外束，卫阳被遏，故见恶寒发热，无汗；经络失和则全身酸软，苔薄白，脉浮紧为风寒在表之象。

按摩推拿手法：第一步，患者坐位，医者以一手扶头，另手拇指与余四指揉拿颈项部，重搓擦，点按风池，以疏风散寒解表。第二步，嘱患者俯卧位，医者以掌指于患者背部自上而下推揉，以达疏风；再置背俞搓而揉之，点按肺俞，达以宣肺。

风热咳嗽（外感）

主要症状：咳嗽不爽，痰黄黏稠，不易咳出，口渴咽痛，鼻流黄涕，头痛身热，恶风汗出，苔薄黄，脉浮数。

病因分析：风热犯肺，肺失清肃，热伤津液，故见咳嗽不爽，痰黄黏稠，鼻流黄涕，口渴咽痛；风热犯表，卫表不和，故头痛身热，恶风汗出，苔薄黄，脉浮数为风热在表之象。

按摩推拿手法治疗：第一步，医者单手于患者项背部搓擦，点按大椎而清热，循俞穴推搓，以清热肃肺。第二步，嘱患者仰卧位，施用晨笼解罩法，以宣通肺气；一手握患腕，另手置手太阴经，施用揉拿手三阴法，达以镇咳。

风燥咳嗽（外感）

主要症状：干咳无痰，或痰少黏稠，或痰带血丝，咳引胸痛，恶风发热，鼻干咽燥，舌红少津，苔薄黄，脉细数。

病因分析：风燥伤肺，肺失清润，故干咳无痰，痰少黏稠；燥热

图解展示　风寒咳嗽（外感）按摩疗法

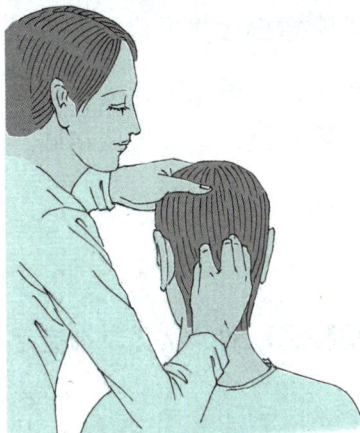

揉拿颈项部

搓揉背俞及肺俞

第一步

患者坐位，医者以一手扶头，另手拇指与余四指揉拿颈项部，重搓擦，点按风池，以疏风散寒解表。

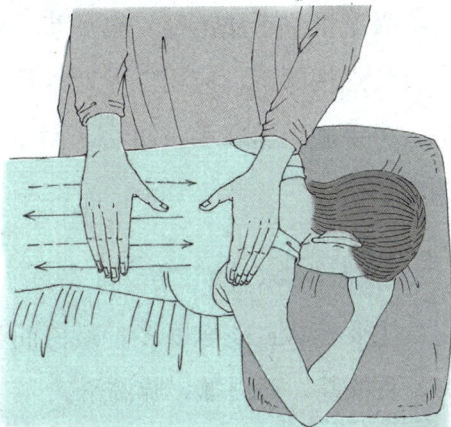

第二步

嘱患者俯卧位，医者以掌指于患者背部自上而下推揉，以达疏风；再置背俞搓而揉之，点按肺俞，达以宣肺。

图解展示　风热咳嗽（外感）按摩疗法

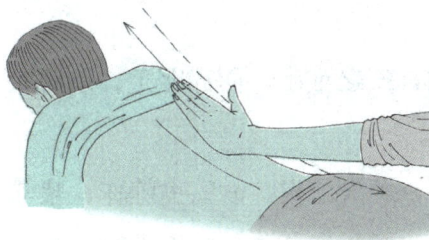

搓擦背部

晨笼解罩法

第一步

患者坐位，医者以一手扶头部，另手于患者项背部搓擦，点按大椎而清热，循俞穴而推搓，以清热肃肺。

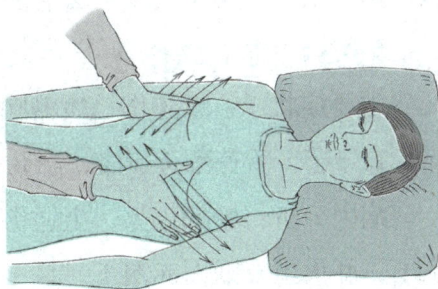

第二步

嘱患者仰卧位，施用晨笼解罩法，以宣通肺气；一手握患腕，另手置手太阴经，施用揉拿手三阴法，达以镇咳。

灼津则鼻干咽燥；热伤肺络则痰带血丝，咳引胸痛；风燥外客，表卫不和则恶风发热；舌红少津，苔薄黄，脉细数为燥热之象。

按摩推拿手法治疗：第一步，医者以单掌指部揉搓项背部，再以中食指点按颌下，应用二龙戏珠法，以清热利咽。第二步，一手握患腕，另手施用揉拿手三阴法，循手太阴肺经揉拿之，达以疏风清肺，调燥止咳。

脾虚咳嗽（内伤）

主要症状：咳嗽痰多，痰白而黏，胸脘胀满，纳少呕恶，神疲乏力，舌淡胖，苔白腻，脉濡滑。

病因分析：脾湿生痰，上渍于肺，肺气壅遏，故咳嗽痰多，痰白而黏；脾不健运，痰湿中阻则胸脘满闷，纳差，呕恶；脾虚气血生化无源，故神疲无力。舌淡胖、苔白腻、脉濡滑为痰湿之象。

按摩推拿手法：第一步，医者于患者项背部施以舒揉法，以疏风解表为目的；再于喉结施用二龙戏珠法，达以清热利咽。第二步，医者一手握患腕，另手循手太阴肺经施以揉拿手三阴法，达以除湿镇咳；以掌指于背俞施以搓运夹脊法，着重点按肺俞、脾俞，以健脾燥湿，镇咳祛痰。具体按摩手法请参见风燥咳嗽（外感）按摩疗法。

肝火犯肺（内伤）

主要症状：咳嗽阵作，痰滞咽喉，咳之难出，面赤咽干，胸胁胀痛，口干苦，舌苔薄黄少津，脉弦数。

病因分析：肝郁化火，上逆侮肺，肺失清肃，故咳嗽阵作，痰滞难出；肝火上炎则面赤咽干，口干苦；肝脉布两胁。脉络失和，故胸胁胀痛；苔薄黄少津、脉弦数为肝火肺热之象。

按摩推拿手法：第一步，医者于患者项背部推揉以疏风，再以点按大椎以清热，搓运夹脊法，点按肺俞、肝俞，以平肝镇咳。第二步，患者仰卧位，医者以双手掌指置双胁部，施以梳胁开胸顺气法，以宣肺宽胸，疏肝解郁。点按太冲，以清肺泻肝。

图解展示　风燥咳嗽（外感）按摩疗法

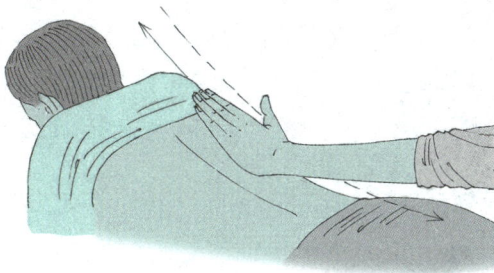

第一步　　搓擦背部

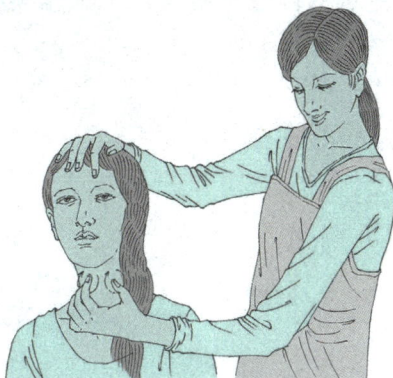

二龙戏珠法

　　患者坐位，医者以一手扶头部，另手以掌指部揉搓项背部，再以中食指点按颔下，应用二龙戏珠法，以清热利咽。

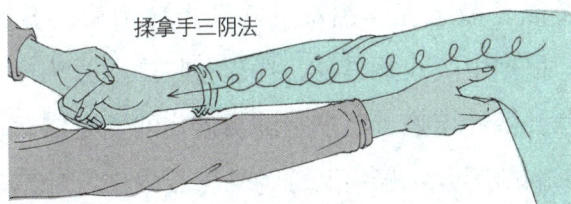

揉拿手三阴法

第二步

　　一手握患腕，另手施用揉拿手三阴法，循手太阴肺经揉拿之，达以疏风清肺，调燥止咳。

图解展示　肝火犯肺（内伤）按摩疗法

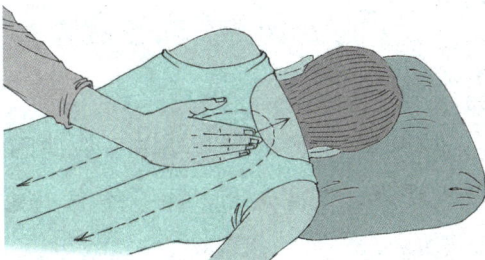

搓运夹脊法

第一步

　　患者坐位，医者以掌部于项背部做推揉以疏风，再以点按大椎以清热，搓运夹脊法，点按肺俞、肝俞，以平肝镇咳。

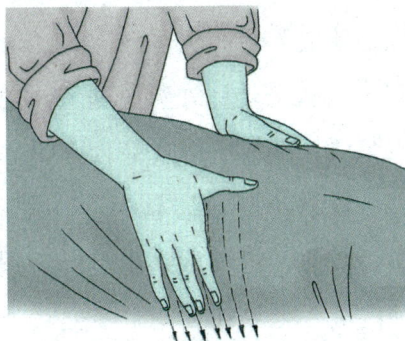

梳胁开胸顺气法

第二步

　　患者仰卧位，医者以双手掌指置双胁部，施以梳胁开胸顺法，以宣肺宽胸、疏肝解郁。点按太冲，以清肺泻肝。

预防：加强体育锻炼，增强体质；增强身体抵抗力；禁吸烟，避免刺激性气雾接触；加强耐寒锻炼。

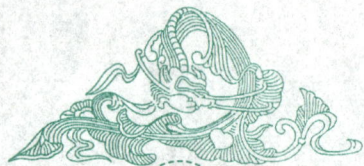

3

喘症

喘症是以呼吸急促、困难，甚则张口抬肩、鼻翼翕动、不能平卧为特征。根据中医八纲辨证，喘症在临床上分为虚喘、实喘。喘症涉及多种急、慢性疾病，不仅是肺系疾病的主要症候，而且可因其他脏腑病变影响肺所致，喘症又分为外感或内伤，外感者治肺；内伤者治肾。

喘症的病因很复杂，外邪侵袭、饮食不当、情志失调、劳欲久病等均可成为喘症的病因，引起肺失宣降，肺气上逆或气无所主，肾失摄纳便成为喘症。

外邪侵袭：外感风寒或风热之邪，未能及时表散，邪蕴于肺，壅阻肺气，肺气不得宣降，因而上逆作喘。

饮食不当：恣食生冷、肥甘，或嗜酒伤中，脾失健运，痰浊内生；或急、慢性疾病影响肺，致肺气受阻，气津失布，津凝痰生，痰浊内蕴，上阻肺气，肃降失常，发为喘促。

情志失调：捎怀不遂，忧思气结，肝失调达，气失疏泄，肺气痹阻，或郁怒伤肝，肝气上逆于肺，肺气不得肃降，升多降少，气逆而喘。

劳欲久病：肺系久病，咳伤肺气，或久病脾气虚弱，肺失充养，肺之气阴不足，以致气失所主而喘促。若久病迁延，由肺及肾，或劳欲伤肾，精气内夺，肺之气阴亏耗，不能下荫于肾，肾之真元伤损，根本不固，则气失摄纳，上出于肺，出多入少，逆气上奔为喘。

喘症的病理性质有虚实两类。实喘在肺，为外邪、痰浊、肝郁气逆，肺壅邪气而宣降不利；虚喘当责肺、肾两脏，因精气不足，气阴亏耗而致肺不主气、肾不纳气。故喘症的基本病机是气机的升降出纳失常，"在肺为实，在肾为虚"。病情错杂者，每可下虚上实，虚实夹杂。但在病情发展的不同阶段，虚实之间有所侧重，或互相转化。若肺病及脾，子盗母气，则脾气亦虚，脾虚失运，聚湿生痰，上渍于肺，肺气壅塞，气津失布，血行不利，可形成痰浊血瘀，此时病机以邪实为主，或邪实正虚互见。若迁延不愈，累及于肾，其病机则呈现肾失摄纳，痰瘀伏肺之肾虚肺实之候。若阳气虚衰，水无所主，水邪泛溢，又可上凌心肺，病机则为因虚致实，虚实互见。

风寒袭肺（实喘）

主要症状：喘咳气急，胸部胀闷，痰多稀薄色白，兼有头痛，恶寒，或伴有发热，口不渴，无汗，苔薄白而滑，脉浮紧。

病因分析：风寒上受，内合于肺，邪实气壅，肺气不宣，故喘咳气逆，胸部闷胀；寒邪伤肺凝液成痰，则痰多稀薄色白；风寒束表，皮表闭塞，故见恶寒，头痛、发热、无汗等表寒证。

按摩推拿手法：第一步，患者坐位，医者以双手置于患者项背部，施以提拿肩井法，再以一手扶头部，另手以拇指、食指点按风池、风府穴以祛风散寒；施用五指拿推法，以蔽风解表；以掌指循背俞施用搓运夹脊法，点按肺俞、风门、定喘穴，以宣通肺气，止咳定喘；再点按大椎，以宣通阳气，调和营卫，除寒热。第二步，医者一手握患腕，另手循手太阴肺经，施以揉拿手三阴法，同时点按列缺，以祛风宣肺，理气解表；以拇指点按气之会穴膻中，以降气宽胸，平

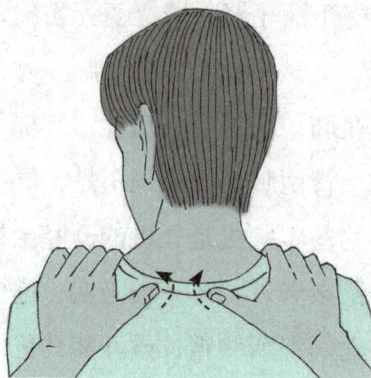

图解内经养肺经

提拿肩井法

点按风池、风府穴以祛风散寒

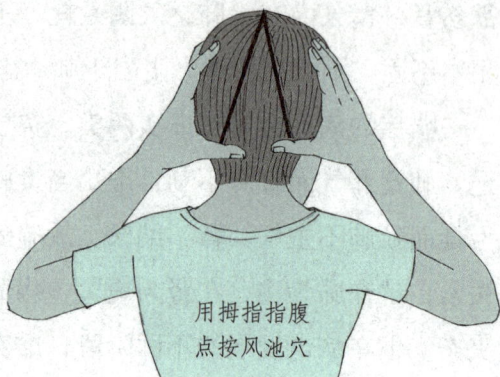

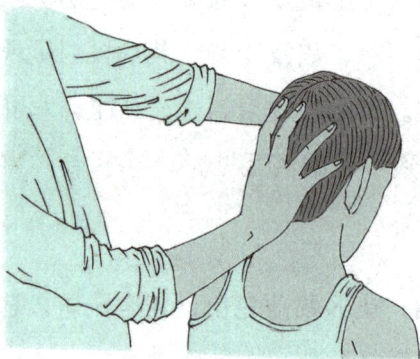

用拇指指腹
点按风池穴

施用五指拿推法，以蔽风解表

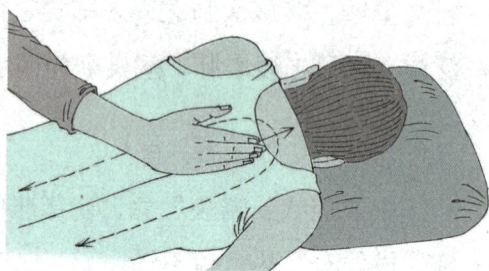

以掌指循背俞施用搓运夹脊法

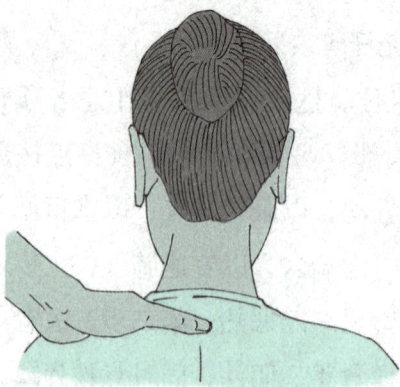

点按大椎

第一步

患者坐位，医者以双手置于患者项背部，施以提拿肩井法，再以一手扶头部，另手以拇指、食指点按风池、风府穴；施用五指拿推法，以蔽风解表；以掌指循背俞施用搓运夹脊法，点按肺俞、风门、定喘穴，以宣通肺气，止咳定喘；再点按大椎，以宣通阳气，调和营卫，除寒热。

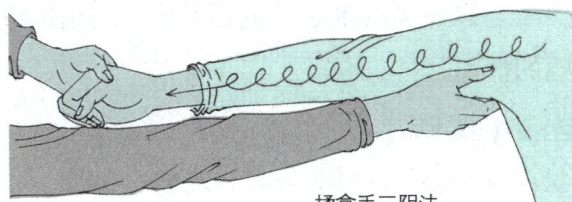

揉拿手三阴法

列缺●

两手虎口自然
平直交叉，一
手食指按在另
一手桡骨茎突
上，指尖下凹
陷处。

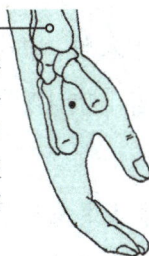

第二步

　　医者一手握患腕，另手循手太阴肺经，施以揉拿手三阴法，同时点按列缺，以祛风宣肺，理气解表；以拇指点按气之会穴膻中，以降气宽胸，平治喘逆。

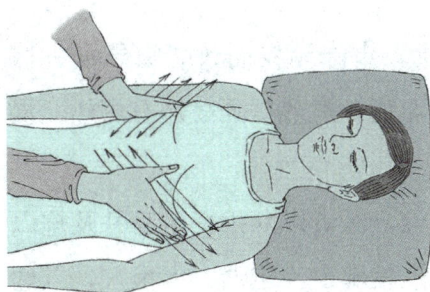

点按膻中穴

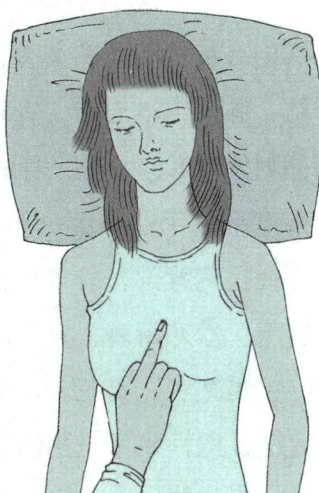

晨笼解罩法

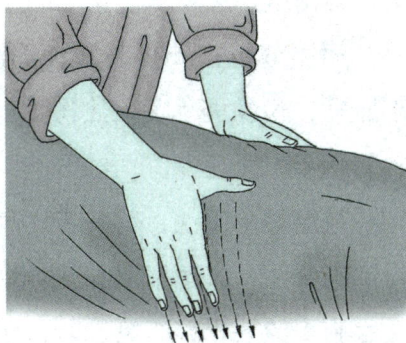

梳胁开胸理气法

第三步

　　以晨笼解罩法、梳胁开胸理气法结束，以祛风散寒、宣肺平喘。

147

治喘逆。第三步，以晨笼解罩法、梳胁开胸理气法结束，达到祛风散寒、宣肺平喘的作用。

表寒里热（实喘）

主要症状：咳逆上气，胸胀或痛，息粗，鼻煽，咳而不爽，痰吐黏稠，伴有形寒肢冷，身热，烦闷，身痛，有汗或无汗，口渴，苔薄白或黄，质红，脉浮数（滑）。

病因分析：因寒邪束表，肺有郁热，或表寒未解，内已化热，热郁干肺，肺气上逆而喘，息粗，鼻煽，胸部胀痛，咳痰黏稠不爽，热为寒郁则伴形寒、发热、身痛。

按摩推拿手法：第一步，患者坐位，医者以双施用手提拿肩井法，并搓揉肩背部，着重点按风门、肺俞、大椎等穴，以止咳定喘、宣通肺气、散寒解表，宣肺泄热。第二步，施用吉庆有余法，以宣通肺气，清里达表。第三步，施以梳胁开胸顺气法，以补气、降逆、润肺、定喘。以揉拿手三阴法结束。重点按合谷、尺泽，以泻清肺，行气脾浊，肃降肺气，而咳止喘平。

痰热郁肺（实喘）

主要症状：喘咳无痛，胸部胀痛，痰多黏稠色黄，或夹血色，伴胸中烦热，身热有汗，渴喜冷饮，面红，咽干，尿赤，便秘，苔黄或腻，脉滑数。

病因分析：邪热袭肺，灼津成痰，肃降无权而致喘咳气涌，胸部胀痛，痰黏稠色黄，热伤脉络则见血痰，痰热郁蒸故伴有烦热，渴饮，咽干，面红等。

按摩推拿手法：第一步，患者坐位，医者以双手提拿肩井及施以提拿夹脊法，以达清泄肺热；用拇指点按肺俞、定喘、大椎穴，以理气宣肺，清热止喘。第二步，医者一手握患腕，另手循手太阴肺经施用揉拿手三阴法，着重点按尺泽，以清泻肺热，疏稠肺气；以双拇点按天突穴，以理气化痰，止咳定喘。第三步，嘱患者仰卧位，施推脾运胃法，点按中脘穴，以分清降浊，化湿除脘闷；循足三阴、足三阳

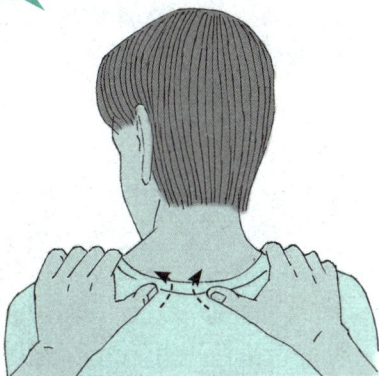

第一步

患者坐位，医者以双手施用手提拿肩井法，并搓揉肩背部，着重点按风门、肺俞、大椎等穴，以止咳定喘、宣通肺气、散寒解表、宣肺泄热。

提拿肩井法

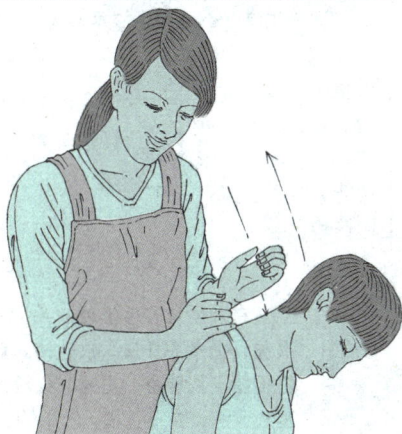

吉庆有余法（一）

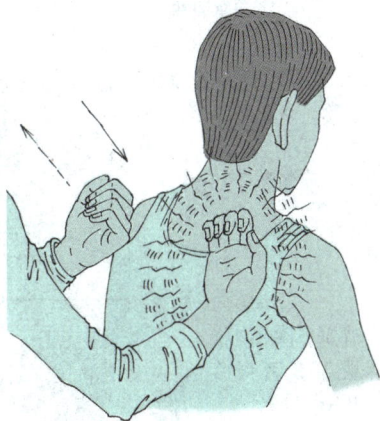

吉庆有余法（二）

第二步

施用吉庆有余法，以宣通肺气，清里达表。

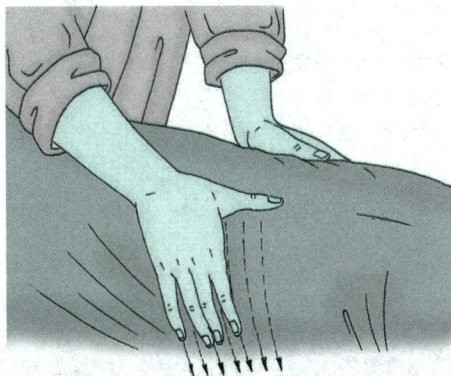

尺泽

肘横纹中，肱二头肌腱桡侧缘。

合谷

通常所说的虎口，并拢拇指时肌肉隆起处。

孔最

在前臂掌面桡侧，当尺泽与太渊连线上，腕横纹上7寸。

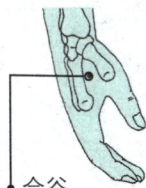

第三步

施以梳胁开胸顺气法，以补气、降逆、润肺、定喘。

第四步

以揉拿手三阴法结束。重点按合谷、尺泽，以泻清肺，行气脾浊，肃降肺气，而咳止喘平。

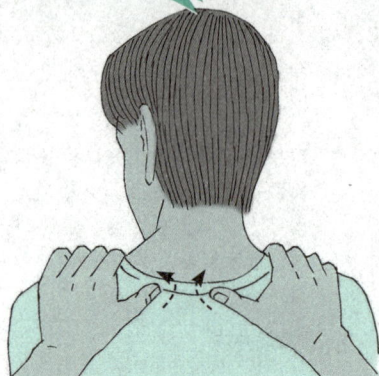

痰热郁肺（实喘）按摩疗法

提拿肩井法

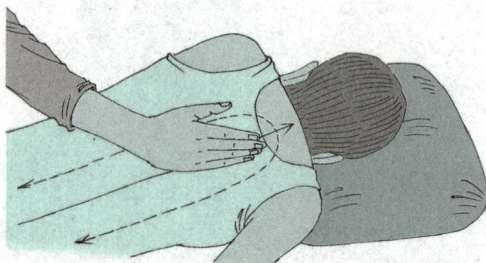

以掌指循背俞施用搓运夹脊法

定喘
在背部，后正中线上第7颈椎棘突下方凹陷处（大椎穴），两侧旁开0.5寸。

大椎
在背部，后正中线上，第7颈椎棘突（低头时颈背最突起的骨头）下凹陷中。

肺俞
在背部，第3胸椎棘突下，两侧旁开1.5寸。

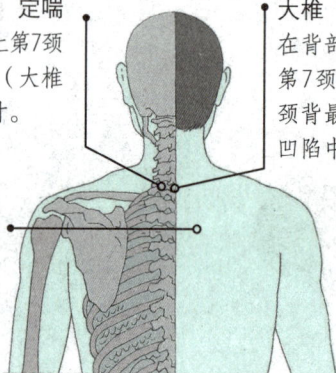

第一步
患者坐位，医者以双手提拿肩井及施以提拿夹脊法，以达清泄肺热；用拇指点按肺俞、定喘、大椎穴，以理气宣肺，清热止喘。

天突
前正中线上，胸骨上窝中央。

尺泽
肘横纹中，肱二头肌腱桡侧缘。

中脘
在上腹部，前正中线上，当脐中上4寸。

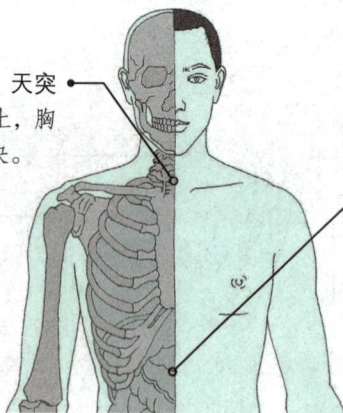

第二步
医者一手握患腕，另手循手太阴肺经施用揉拿手三阴法，重点按尺泽，以清泻肺热、疏稠肺气；再以双拇指点按天突穴，以理气化痰，止咳定喘。

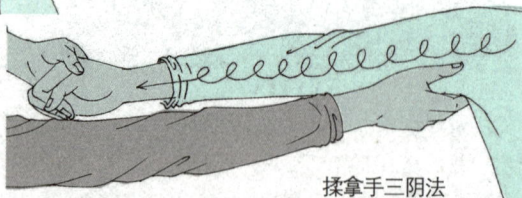

揉拿手三阴法

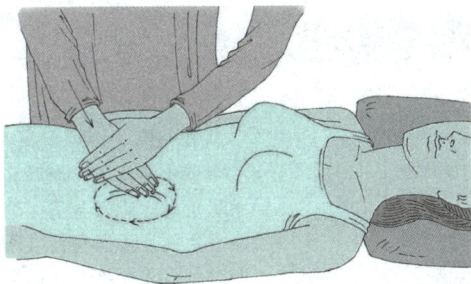

推脾运胃法

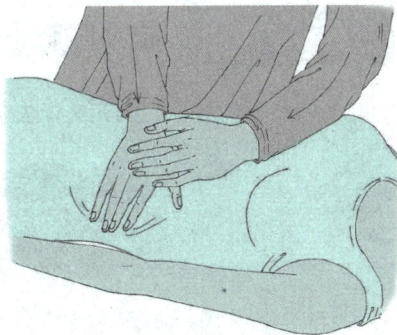

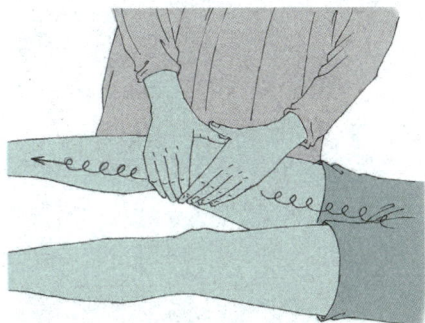

提拿足三阴法

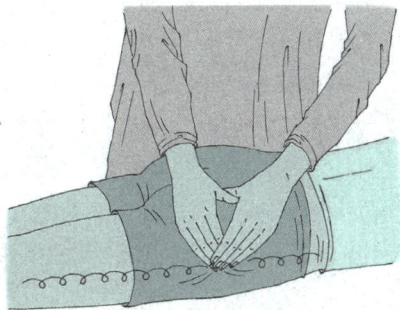

提拿足三阳法

第三步

　　嘱患者仰卧位，施推脾运胃法，点按中脘穴，以分清降浊，化湿除脘闷；循足三阴、足三阳经脉，施以提拿足三阴法、提拿足三阳法，以化痰降浊。痰去，肺气顺，喘自平。

经脉，施以提拿足三阴法、提拿足三阳法，以化痰降浊。痰去，肺气顺，喘自平。

痰浊阻肺（实喘）

　　主要症状：喘而胸满闷窒，或甚则胸盈仰息，咳嗽痰多黏腻色白，咳吐不利，兼有呕恶，纳呆，口黏不渴，苔厚腻色白，脉滑。

　　病因分析：中阳不运，积湿成痰，痰浊壅肺，肺气失降，故喘满闷塞，胸盈仰息，痰多白色黏腻；痰湿蕴中，肺胃不和而见呕恶、纳呆、口黏等。

　　按摩推拿手法：第一步，患者坐位，医者以双手置于患者背部施用搓运夹脊法，点按肺俞，以通调肺气，止咳平喘；同时点按脾

图解展示 痰浊阻肺（实喘）按摩疗法

搓运夹脊法

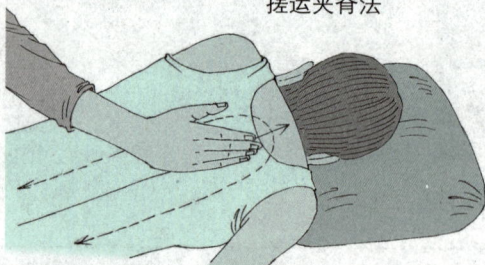

第一步

患者坐位，医者以双手置于患者背部施用搓运夹脊法，点按肺俞，以通调肺气，止咳平喘；同时点按脾俞以分清化浊。

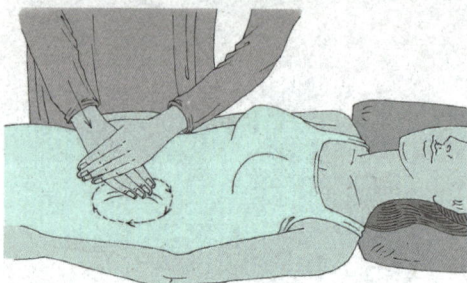

推脾运胃法（一）

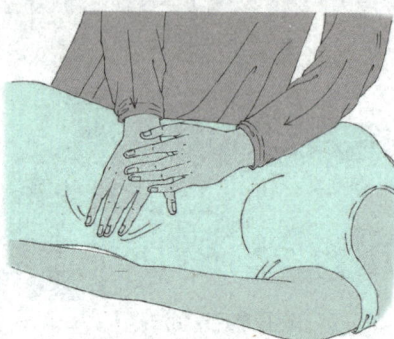

推脾运胃法（二）

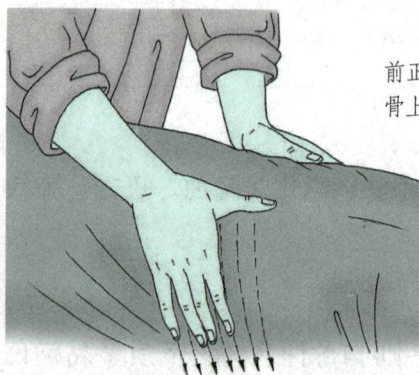

梳胁开胸顺气法

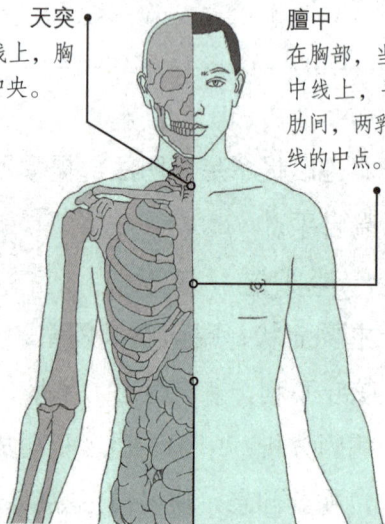

天突
前正中线上，胸骨上窝中央。

膻中
在胸部，当前正中线上，平第4肋间，两乳头连线的中点。

中脘
在上腹部，前正中线上，当脐中上4寸。

第二步

嘱患者仰卧位，施用推脾运胃法，梳胁开胸顺气法，同时点按膻中、中脘穴，以舒气降逆、升清降浊、理脾行气、化痰平喘。再施点按天突穴，以理气化痰、止咳定喘。

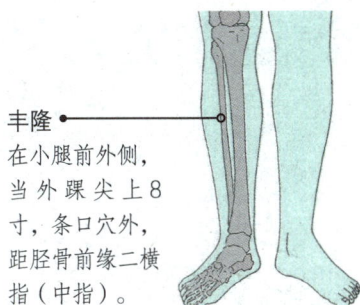

丰隆

在小腿前外侧，当外踝尖上8寸，条口穴外，距胫骨前缘二横指（中指）。

第三步
施用提拿足三阳法、提拿足三阴法，同时点按丰隆穴，以和运脾胃、降湿化痰。

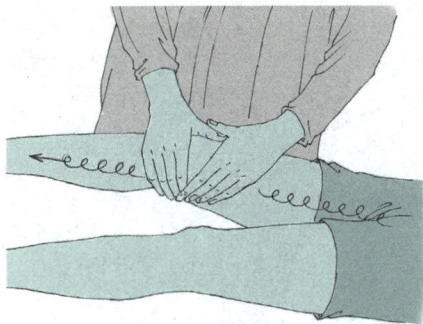

提拿足三阴法

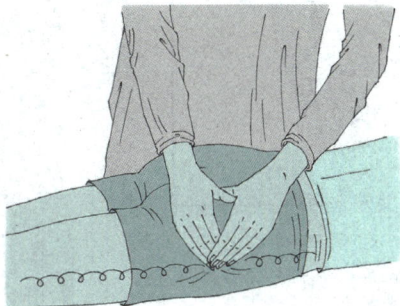

提拿足三阳法

俞以分清化浊。第二步，嘱患者仰卧位，施用推脾运胃法，梳胁开胸顺气法，同时点按膻中、中脘穴，以舒气降逆、升清降浊、理脾行气、化痰平喘。再施点按天突穴，以理气化痰、止咳定喘。第三步，施用提拿足三阳法、提拿足三阴法，同时点按丰隆穴，以和运脾胃、降湿化痰。

肺气郁痹（实喘）

主要症状：气憋，胸闷胸痛，咽中如塞，失眠，心悸，苔薄，脉弦。每遇情志刺激而诱发，发时呼吸急促，但喉中痰声不重。

病因分析：郁怒伤肝，肝气冲逆犯肺，肺气不降，则喘促气憋，咽中如塞；肝肺络气不和而胸闷胸痛；心脾气郁则失眠，心悸，脉弦。

按摩推拿手法：第一步，患者坐位，医者以双手置患者后背，施用揉按，循背俞施以搓运夹脊法，点按肝俞、肺俞、心俞穴，以平肝理气。第二步，以一手握患腕，另手循手太阴肺经施以揉拿手三阴法，点按内关穴，能宽胸理气，缓解心悸，开郁降气。第三步，施晨

153

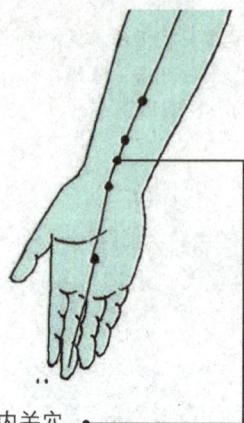

肺气郁痹（实喘）按摩疗法

图解内经养肺经

肺俞
在背部，第3胸椎棘突下，两侧旁开1.5寸。

心俞
在背部，当第5胸椎棘突下，旁开1.5寸。

肝俞
在背部，当第9胸椎棘突下，旁开1.5寸。

内关穴
位于腕横纹上2寸，掌长肌腱与桡侧腕屈肌腱之间。

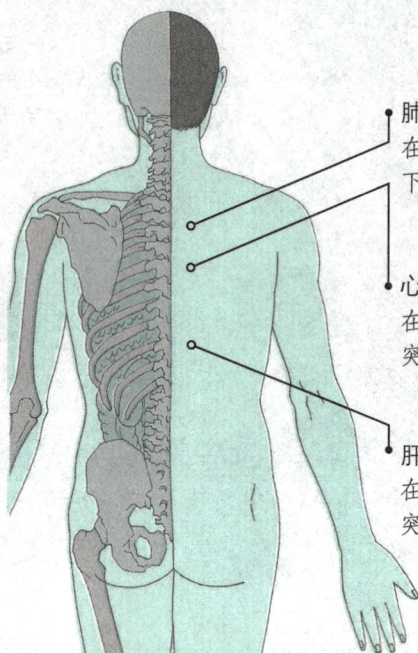

第一步
患者坐位，医者以双手置患者后背，施用揉按，循背俞施以搓运夹脊法，点按肝俞、肺俞、心俞穴，以平肝理气。

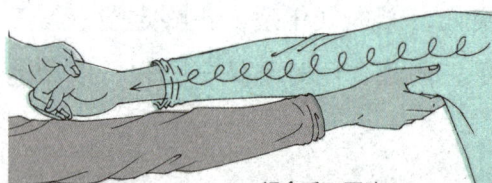

揉拿手三阴法

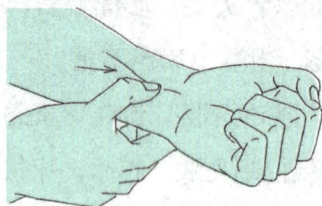

点按内关穴

晨笼解罩法

第二步
以一手握患腕，另手循手太阴肺经施以揉拿手三阴法，点按内关穴，能宽胸理气，缓解心悸，开郁降气。

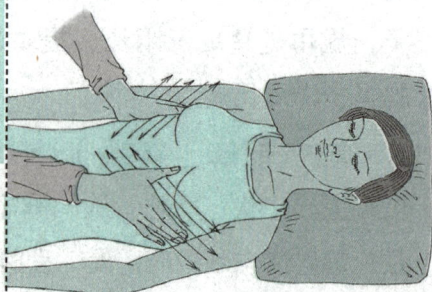

第三步
施晨笼解罩法，达以宣通肺气，疏泄肝郁，祛郁行滞，气顺而平喘。

笼解罩法，达以宣通肺气，疏泄肝郁，祛郁行滞，气顺而平喘。

肺虚（虚喘）

主要症状：喘促短气，气怯声低，喉中鼾声，咳声低弱，痰吐稀薄，自汗畏风，或呛咳痰少质黏，烦热口干，咽喉不利，面潮红，舌质淡红或舌红苔剥，脉软弱或细数。

病因分析：肺虚气失所主，故喘促短气，气怯声低，喉中鼾声，肺气不足致咳声低弱，气不化津故咳痰稀白，肺虚卫外不固则自汗、畏风。舌苔、脉象均为阴虚火旺之征。

按摩推拿手法：第一步，患者坐位，医者以双手置于患者背部，施用搓运夹脊法，同时点按肺俞、脾俞、肾俞、定喘穴以理气止咳，升清降浊，培土生金，益气定喘。第二步，嘱患者仰卧位，施用梳胁开胸顺气法，点按膻中、中脘，以益肺气、止咳喘。按摩手法参见痰浊阻肺（实喘）按摩疗法。

肾虚（虚喘）

主要症状：喘促日久，动则喘甚，呼多吸少，气不得续，形瘦神惫，跗肿，汗出腹冷，面青唇紫，舌苔淡白或黑润，脉沉细。

病因分析：久病肺虚及肾，气失摄纳故呼多吸少，气不得续，动则喘甚，肾虚精气耗损则见形瘦神惫。肾阳既衰，卫外之阳不固而汗出，阳气不能温养于外，则肢冷、面青，阳虚气不化水而见跗肿。

按摩推拿手法：第一步，患者呈坐位，医者以双手置于患者背部施用搓运夹脊法，同时点按脾俞、肾俞、肺俞穴，以补肾阴，清虚热，辅肾气，益肾水，壮水制火。第二步，嘱患者俯卧位，施用推按腰背法，以补益肺气；再施用双龙点肾法，以调补肾，壮阳制水。第三步，嘱患者仰卧位，施用运运颤颤法，以健运脾胃，培土生金，点按关元、气海穴，以大补肾脏之元气，纳气归肺，肺肾充气，上有所主，下有所纳，气机通畅，呼吸均匀。

预防：喘与哮并存，所以在预防上除与哮相同之外，还应及时治疗，以免延误而失治。平时慎风寒、节饮食、戒烟酒，因情志致

图解展示

图解内经养肺经

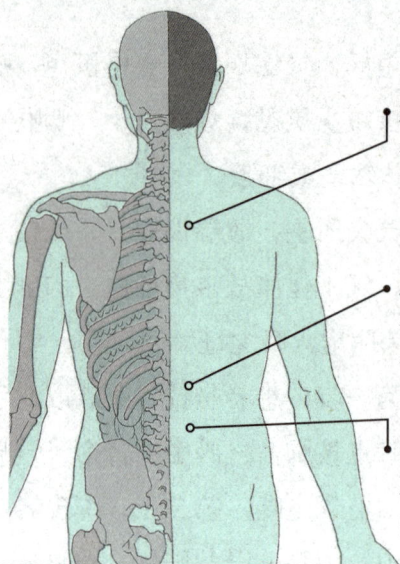

第一步

患者呈坐位，医者以双手置于患者背部施用搓运夹脊法（前图），同时点按脾俞、肾俞、肺俞穴，以补肾阴，清虚热，辅肾气，益肾水，壮水制火。

肺俞

在背部，第3胸椎棘突下，两侧旁开1.5寸。

脾俞

在背部，当第11胸椎棘突下，旁开1.5寸。

肾俞

在腰部，当第2腰椎棘突下，旁开1.5寸。

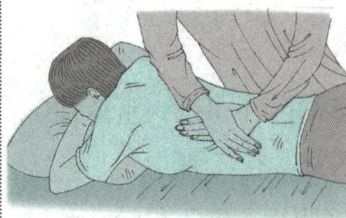

推按腰背法

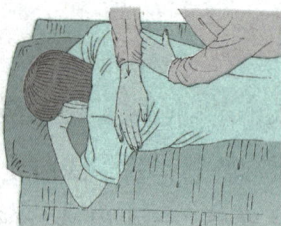

双龙点肾法

第二步

嘱患者俯卧位，施用推按腰背法，以补益肺气；再施用双龙点肾法，以调补肾，壮阳制水。

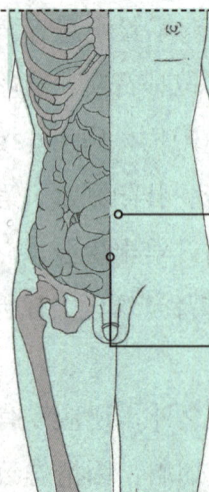

气海

在下腹部，前正中线上，当脐中下1.5寸。

关元

在下腹部，前正中线上，当脐中下3寸。

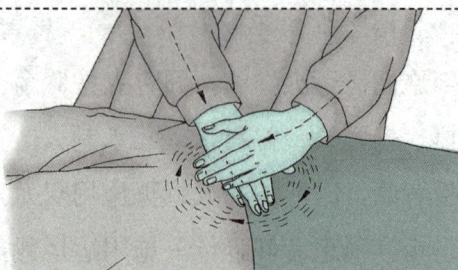

运运颤颤法

第三步

嘱患者仰卧位，施用运运颤颤法，以健运脾胃，培土生金，点按关元、气海穴，以大补肾脏之元气，纳气归肺，肺肾充气，上有所主，下有所纳，气机通畅，呼吸均匀。

喘者，尤需怡情悦志，避免不良刺激，加强体疗以固根本。

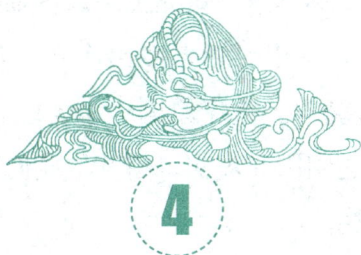

4

哮症

喘气时以喉间有"呷呀"声响为特征。时常与喘互见，哮以声响言，喘以气息言。哮症有痰鸣、咳喘的症状，发作时喉中哮鸣有声，呼吸气促困难，甚则喘息不得平卧，多因内伏痰饮，外感饮食、情志或劳累过度等因素诱发，尤其与气候变化关系更密切。病久可导致肺、脾、肾三脏皆虚，出现本虚标实的证候。发作之后，大多形气俱虚，均属哮症。

中医学认为，哮症为宿痰内伏于肺，复加外感饮食、情志、劳倦等因素，以致痰阻气道，肺气上逆。

外邪侵袭：外感风寒或风热之邪，未能及时表散，邪蕴于肺，壅阻肺气，气不布津，聚液生痰。

饮食不当：贪食生冷，寒饮内停或过食酸咸甘肥，积痰化热，以致肺气耗损，气不化津，痰饮内生，上干于肺，壅阻肺气。

体虚病后：素质不强或病后体弱，如幼年患麻疹，顿咳或反复感冒，咳嗽日久等，以致肺气耗损，气不化津，痰饮内生，或阴虚火盛，热蒸液聚，痰热胶固。素质不强者多以肾为主，而病后导致者多以肺为主。

哮症病理因素以痰为主，痰的产生责之于肺不能布津，脾不能运输精微，肾不能蒸化水液，以致津液凝聚成痰，伏藏于肺，一旦遇外邪、内伤、情志、劳累，均可导致哮症发作。

哮症发作，初为呼吸不畅，鼻喉作痒，打喷嚏，肠中不适等症，慢慢呼吸困难，喉中痰鸣有声，痰黏量少。甚则张口抬肩不能平卧，烦躁不安，面色苍白，唇甲青紫，额出冷汗，若能咳出大量黏痰之后，则窒闷之势得以缓解。治疗原则：未发以扶正气为主，既发以攻邪气为急，根据症之阴阳、虚实，审其偏盛偏衰，采取针对性的益肾、健脾、补肺等方法。

冷哮（发作期）

主要症状：胸痞满闷如塞，咳不甚，痰少咳吐不爽，呼吸急促，喉中痰鸣，面色晦暗，口不渴，喜热饮，天冷或受寒易发，舌苔白滑，脉弦紧或浮紧。

病因分析：寒痰伏肺，痰阻气道，胸痞满闷，肺气郁闭，不得宣畅，内有寒痰，邪未化热，故口不渴或喜热饮，复感外寒，则见恶寒发热，无汗，舌苔白滑，脉浮紧，均为寒痰之征。

按摩推拿手法：第一步，患者呈坐位，医者以双手于患者项背部施以揉推法，再以一手掌指平置于患者背部，置背俞施以搓运夹脊法，以双手拇指点按肺俞穴、内外定喘穴，以疏调肺气，止咳定喘。第二步，以一手握患腕，另手循手太阴肺经施以揉拿手三阴法，点按列缺、太渊穴，以气顺哮止。第三步，用双手拇指点按天突穴、膻中穴，以达宽胸调气，行气化痰。第四步，嘱患者半仰卧位，医者以双手于患者下肢施用提拿足三阴法、提拿足三阳法，同时点按丰隆，以除痰湿。

热哮（发作期）

主要症状：呼吸急促，气粗息通，喉中痰鸣，胸高胁胀，咳呛阵作，痰黄黏稠，排吐不利，而赤燥，口渴喜饮，口苦，不恶寒，舌质红，苔黄腻，脉滑数或弦滑。

病因分析：痰热壅肺，肺失肃降，肺气上逆，故呼吸急促，喉中哮鸣，胸高胁胀，咳呛阵作；热蒸液聚生痰，痰热胶结，故咳吐不

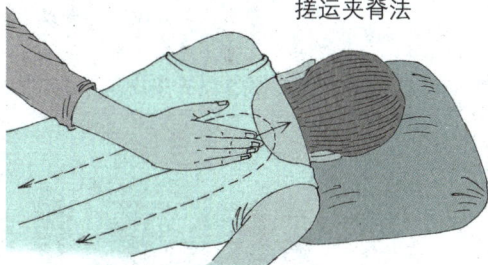

搓运夹脊法

第一步

　　患者呈坐位，医者以双手于患者项背部施以揉推法，再以一手掌指平置于患者背部置背俞施以搓运夹脊法，以双手拇指点按肺俞穴、内外定喘穴，以疏调肺气、止咳定喘。

列缺
两手虎口自然平直交叉，一手食指按在另一手桡骨茎突上，指尖下凹陷处。

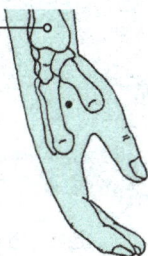

第二步

　　以一手握患腕，另手循手太阴肺经施以揉拿手三阴法，点按列缺、太渊穴，以气顺哮止为宜。

太渊
在腕掌侧横纹桡侧，桡动脉搏动处。

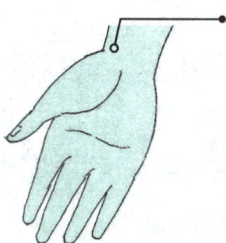

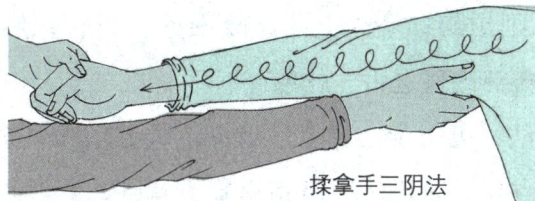

揉拿手三阴法

天突
前正中线上，胸骨上窝中央。

膻中
在胸部，当前正中线上，平第4肋间，两乳头连线的中点。

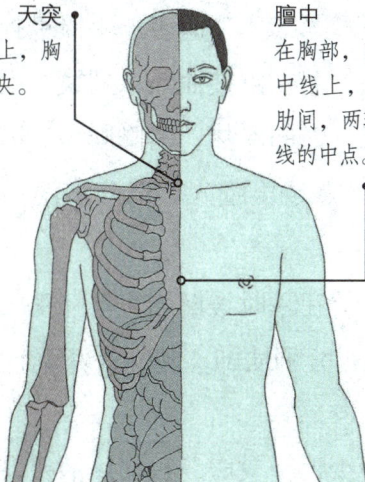

第三步

　　用双手拇指点按天突穴、膻中穴，以达宽胸调气，行气化痰。

丰隆

在小腿前外侧，当外踝尖上8寸，条口穴外，距胫骨前缘二横指（中指）。

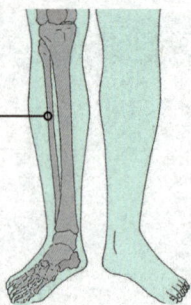

第四步

嘱患者半仰卧位，医者以双手于患者下肢施用提拿足三阴法、提拿足三阳法，同时点按丰隆，以除痰湿。

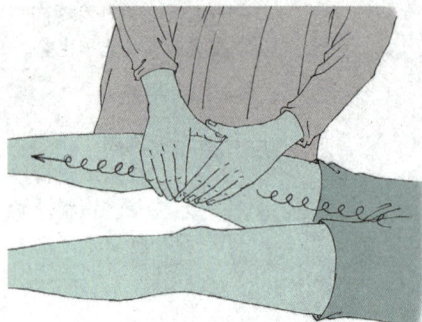

提拿足三阴法

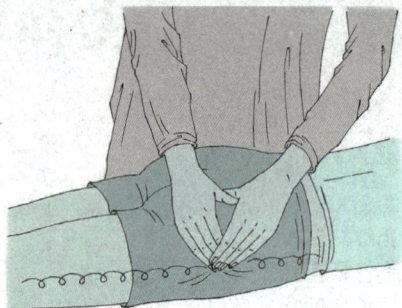

提拿足三阳法

利，痰火内郁，则烦躁；痰火上蒸，故面赤、口苦；热伤津液则口渴、喜饮，并有痰热内盛之舌、脉象。

按摩推拿手法：第一步，患者呈坐位，医者以双手置于患者项背部，施用提拿肩井法，再以一手掌指平置于背部，置背俞穴施用推运夹脊法，再用双拇指点按定喘穴、大椎穴，以清热、定喘、顺气、降逆、平喘。点按肺俞，以疏调肺气。第二步，医者一手握患腕，另手循于太阴肺经，施用揉拿手三阴法，着重点按曲池、列缺、太渊、合谷、尺泽、少商，以疏通太阳经气，清肺泄热，清降肺火。第三步，以拇指点按膻中穴以达宽胸调气；点按丰隆穴，以除痰湿、清热宣肺、化痰定喘、顺气哮止。

哮症的反复发作，正气必虚，故在平时缓解期应培补正气，从本对治，根据体质和脏腑的不同虚候，分别从肺、脾、肾着手治疗。

虚哮（缓解期）

主要症状：喉中痰鸣，舌淡苔少，脉象虚弱。形体消瘦，素体怯

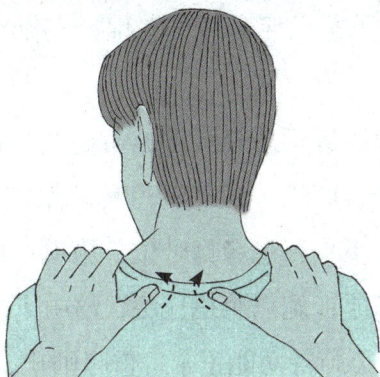

提拿肩井法

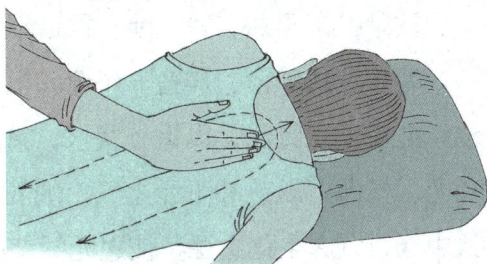

推运夹脊法

第一步

　　患者呈坐位，医者以双手置于患者项背部，施用提拿肩井法，再以一手掌指平置于背部，置背俞穴施用推运夹脊法，再用双拇指点按定喘穴、大椎穴，以清热、定喘、顺气、降逆、平喘，按摩请参见痰热郁肺（实喘）按摩疗法第一步。点按肺俞，以疏调肺气。

第二步

　　医者一手握患腕，另手循于太阴肺经，施用揉拿手三阴法，着重点按曲池、列缺、太渊、合谷、尺泽、少商，以疏通太阳经气，清肺泄热，清降肺火。

揉拿手三阴法

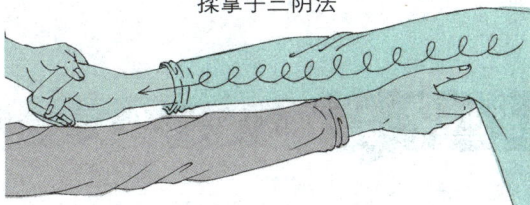

列缺
两手虎口自然平直交叉，一手食指按在另一手桡骨茎突上，指尖下凹陷处。

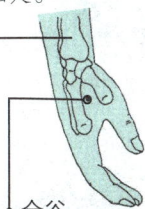

尺泽
在肘横纹中，肱二头肌腱桡侧缘。

太渊
在腕掌侧横纹桡侧，桡动脉搏动处。

合谷
即通常所说的虎口，并拢拇指时肌肉隆起处。

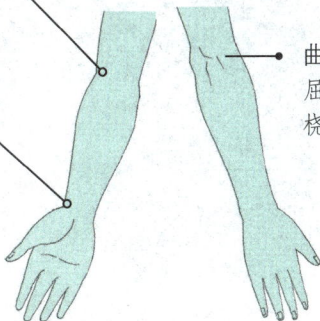

曲池
屈肘，在肘横纹桡侧端凹陷中。

第三步

　　以拇指点按膻中穴以达宽胸调气；点按丰隆穴，以除痰湿、清热宣肺、化痰定喘、顺气哮止。

161

寒，气少无力。腰酸肢软，呼吸急促。

病因分析：脾虚多因饮食不当而气短不足以息；肺虚多自汗怕风，易感外邪而气短，声低喉哮鸣；肾虚，平素短气息促，动则尤甚，吸气不利，劳累后而哮易发。

按摩推拿手法：第一步，医者以双手置于患者背部施用提拿夹脊法，着重点按肺俞、脾俞、肾俞，以补益肺气。第二步，嘱患者俯卧位，施双龙点肾法，以调补肾气。第三步，嘱患者仰卧位，施用点按关元、气海，以大补下元之气，纳气归原；施点鸠揩里法，培中土、扶中气，以滋生化之源，使之元气充沛，肺肾功能正常，虚哮则止。

预防：随时注意气候变化，做好防寒保暖，防止外邪诱发，忌食生冷、肥腻、辛辣、海膻等食物，薄滋味，以杜痰之源。忌吸烟和避免接触刺激性气体、灰尘。防止过度疲劳和情志刺激，避免易于诱发的各种因素，以减少发作的机会。

图解展示　虚哮（缓解期）按摩疗法

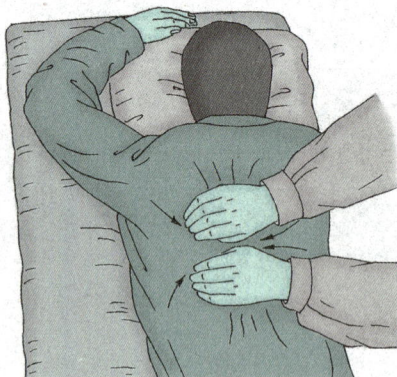

第一步

医者以双手置于患者背部施用提拿夹脊法，着重点按肺俞、脾俞、肾俞，以补益肺气。

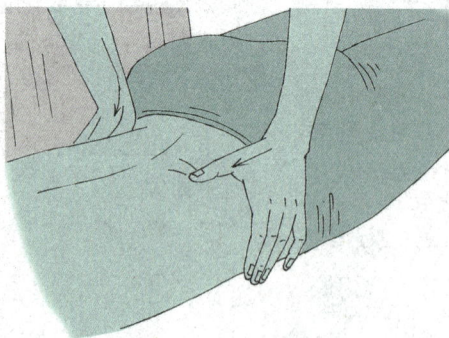

第二步

嘱患者俯卧位，施双龙点肾法，以调补肾气。

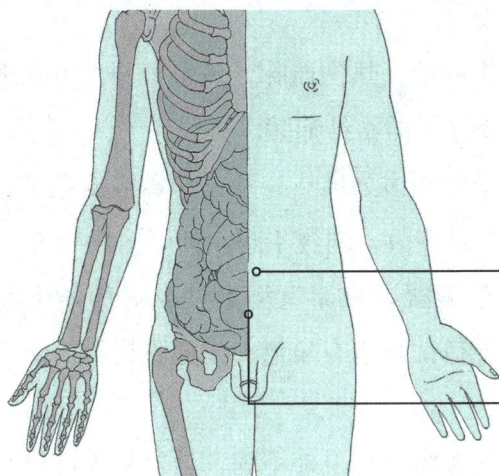

气海
在下腹部，前正中线上，当脐中下1.5寸。

关元
在下腹部，前正中线上，当脐中下3寸。

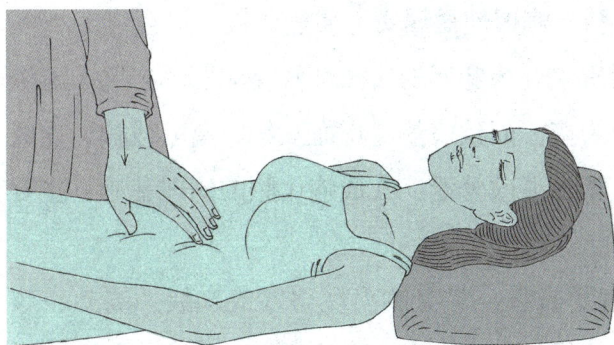

第三步
　　嘱患者仰卧位，施用点按关元、气海，以大补下元之气，纳气归原；施点鸠捏里法，培中土、扶中气，以滋生化之源，使之元气充沛，肺肾功能正常，虚哮则止。

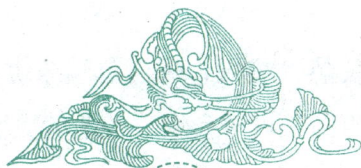

5

肺痈

　　肺痈是肺部发生痈疡，咳唾脓血的病症，类似肺脓疡，肺坏疽等疾病，多因风热病邪阻郁于肺，蕴结而成；或因嗜酒食煎炸辛热厚味、燥热伤肺所致。本病随着病情的发展，表现为初期、成痈期、溃脓期、恢复期等阶段。

肺痈一般因风伤皮毛，热伤血脉，风舍于肺是本病形成的主要原因。热之所过，血为之凝滞蓄结痈脓。

感受风邪：感受外邪多为风热外邪自口鼻或皮毛侵犯肺所致，或因风寒袭肺，未得及时表散，内蕴不解，郁而化热所为。

痰热素盛：痰热素盛，平素嗜酒太过或嗜食辛辣炙爝厚味，酿湿蒸痰化热，熏灼于肺；肺宿有痰热，或他脏痰浊瘀结日久，上干于肺，形成肺痈。

劳累过度，正气虚弱，则卫外不固，外邪易乘虚侵袭，是致病的重要内因。本病病位在肺，病理性质属实、属热。

病变在肺，病理性质主要为邪盛的实热证候，因邪热郁肺，蒸液成痰，邪阻肺络，血滞为瘀，而致痰热与瘀血互结，蕴酿成痈，血败肉腐为脓，肺络损伤，脓疡溃破外泄，其成痈化脓的病理基础，主要在于热壅血瘀。

中医学认为，本病发病急，常突然出现恶寒或寒战、高热、咳嗽、胸痛、咳吐黏浊痰。经过旬日左右，咳痰增多，咳痰如脓。辨证总属实热证候，为热毒瘀结在肺，故发病急、病程短，邪盛实证。

初期

主要症状：恶寒发热，咳嗽，咳白色黏沫痰，痰量由少渐多，胸痛，咳时尤甚，呼吸不利，口干鼻燥，苔薄黄或薄白，脉浮数而滑。

病因分析：因风热（寒）之邪侵犯卫表，内郁于肺，或内外合邪，肺卫同病，蓄热内蒸，热伤肺气，肺失清肃，出现恶寒、发热、咳嗽等肺卫表症。

按摩推拿手法：第一步，医者单手置于患者项背部，以掌指于患者项背施用揉推，置俞穴施以搓运夹脊法、鹰爪抓鸡（脊）法，以清肺解表；着重点按肺俞穴，以和益肺气，除痰镇咳；点按大椎，以宣通阳气、疏表退热。第二步，医者以一手握腕，另手置患者手三阴施

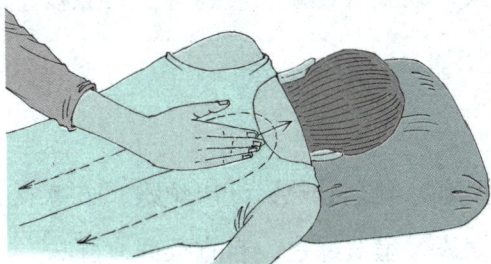

搓运夹脊法

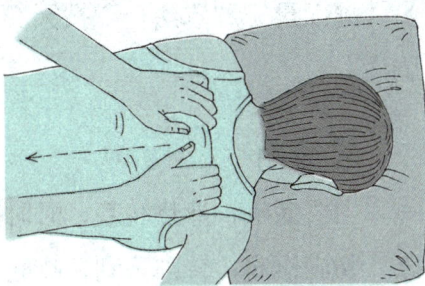

鹰爪抓鸡（脊）法

第一步

　　患者坐位，医者一手置于头部，另手置于项背部，以掌指于患者项背施用揉推，置俞穴施以搓运夹脊法、鹰爪抓鸡（脊）法，以清肺解表；着重点按肺俞穴，以和益肺气、除痰镇咳；点按大椎，以宣通阳气、疏表退热。

第二步

　　患者仰卧位，医者以一手握腕，另手置患者手三阴施以揉拿手三阴法，着重点按尺泽、曲池、合谷、少商，以散风热、宣肺气、解表退热、泻热利咽，达风热除、肺气降，咳嗽愈之效。

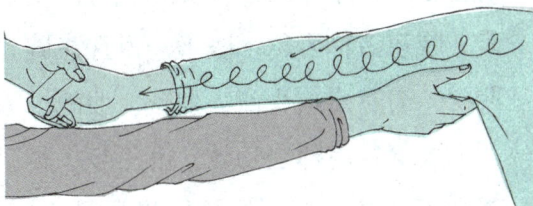

揉拿手三阴法

第三步

　　施以晨笼解罩法，点按天突穴，以利气化痰、宣通肺气，除咳止胸痛。

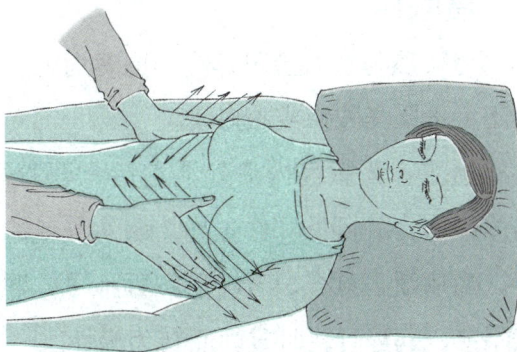

晨笼解罩法

以揉拿手三阴法，着重点按尺泽、曲池、合谷、少商，以散风热、宣肺气、解表退热、泻热利咽，达风热除、肺气降、咳嗽愈之效。第三步，施以晨笼解罩法，点按天突穴，以利气化痰、宣通肺气，除咳止胸痛。

成痈期

主要症状：身热转甚，时时振寒，继则壮热，汗出烦躁，咳嗽气急，胸满作痛，转则不利，咳吐浊痰，呈黄绿色。自觉喉间有腥味，口干咽燥，苔黄腻，脉滑数。

病因分析：为邪热壅肺，蒸液成痰，气分热毒浸淫及血，热伤血脉，血为之凝滞，热壅血瘀，蕴酿成痈，表现高热、振寒、咳嗽、气急、胸痛等痰瘀热毒蕴肺证候。

按摩推拿手法：第一步，医者于患者项背部施以双拿肩井法，分别提拿肩井部，以清肺消痈。再以一手掌指置于背部施以鹰爪抓鸡（脊）法，以壮水制火，滋阴清热；同时点按肺俞，以调肺气。第二步，嘱患者仰卧位，医者一手握患腕，另手置手太阴肺经施以揉拿三阴法，着重点按少商、列缺、曲池、太渊，以达清肺降火、泻大肠热、助肺气行清热之功效。第三步，再以推运脾胃法，点按中脘，以清胃热而化痰；置下肢施以提拿足三阳法，点按丰隆穴，可顺气化浊，除胸胁疼痛，并可降气除烦。

溃脓期

为痰热与瘀血壅阻肺络，肉腐血败化脓，肺损络伤，脓疡溃破，排出大量腥臭脓痰或脓血痰。

预防：为脓疡内溃外泄之后，邪毒渐尽，病情趋于好转，但因肺体损伤，故可见邪去正虚、阴伤气耗的病理过程，继则正气逐渐恢复，痈疡渐告愈合。若溃后脓毒不尽，邪恋正虚，每致迁延反复，日久不愈，病势时轻时重，而转为慢性。

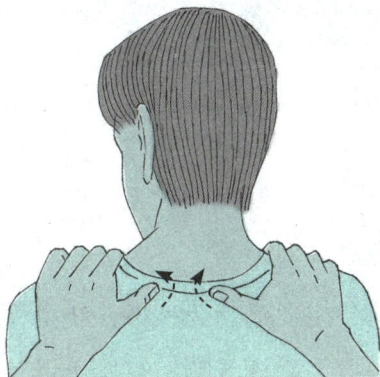

双拿肩井法

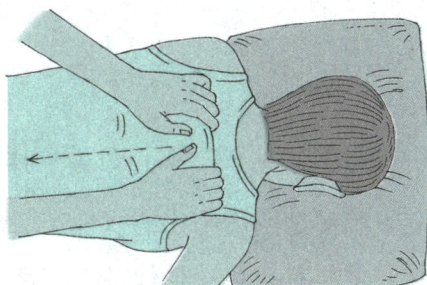

鹰爪抓鸡（脊）法

第一步

医者于患者项背部施以双拿肩井法，分别提拿肩井部，以清肺消痈。再以一手掌指置于背部施以鹰爪抓鸡（脊）法，以壮水制火，滋阴清热；同时点按肺俞，以调肺气。

第二步

嘱患者仰卧位，医者一手握患腕，另手置手太阴肺经施以揉拿三阴法，着重点按少商、列缺、曲池、太渊，以达清肺降火、泻大肠热、助肺气行清热之功效。

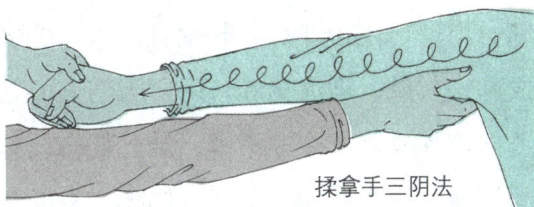

揉拿手三阴法

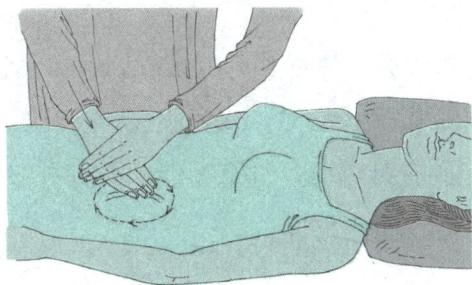

推运脾胃法（一）

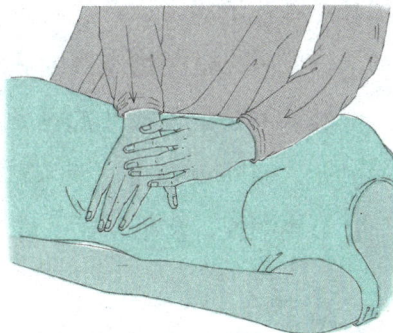

推运脾胃法（二）

第三步

以推运脾胃法点按中脘，以清胃热而化痰；置下肢施以提拿足三阳法，点按丰隆穴，可顺气化浊，除胸胁疼痛，并可降气除烦。

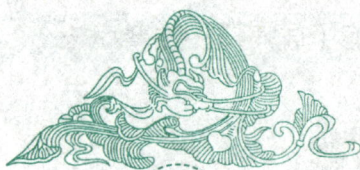

6

肺痿

肺痿是阴虚肺伤的慢性衰弱疾病，主要症状为咳嗽、吐出稠痰白沫，或伴有寒热、形体消瘦、精神萎靡、心悸气喘、口唇干燥、脉象虚数等。肺痿系咳喘日久不愈，肺气受损，津液耗伤，肺叶痿弱，临床表现以气短、咳吐浊唾涎沫、反复发作为特点。

中医学认为，肺痿系久咳不愈演变而成，故其发病与肺部其他疾患有密切关系。肺不伤则不痿，如肺痈、肺痨、哮喘、久嗽等日久伤肺，均可转化为肺痿。肺痈日久，余邪不清，正气渐虚，热灼肺阴，或肺痨久嗽，痨热熏肺，肺阴大伤，而转为肺痿，此多属虚热之症；若内伤久咳，或冷哮不解，肺气耗伤，肺中虚冷，吐涎伤津，亦可成为肺痿，此多属虚寒之症。肺痿虽有虚热，虚寒之别，若虚热肺痿日久不愈，阴损及阳，常可转为虚寒之候；反之，虚寒肺痿亦可由寒郁化热，转为虚热之症。

由此可见，肺痿之病因病机，不外肺有燥热和肺气虚冷。

肺痿的特征为咳吐浊唾涎沫，临床症状咳嗽，或竟不咳，咳吐浊唾涎沫，或唾白如雪，细沫黏稠，或有时唾血，气息短促。或时有寒热，形体消瘦，皮毛干枯头昏，神疲，面色灰青。

虚热

主要症状：咳吐浊唾涎沫，其质黏稠，不易咳出，胶黏长丝不断，或痰中带有血丝，或咳甚而咯血，其色鲜红，咽干而燥，渴喜凉饮，形体消瘦，皮毛干枯，舌红质干，脉象虚数。

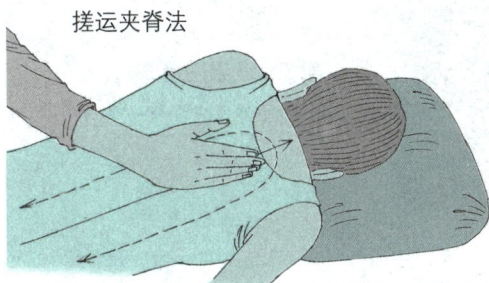

搓运夹脊法

第一步

　　医者于患者背部施以疏揉，于背俞施以搓运夹脊法，以理气和血；重点肺俞，以止咳宣通肺气；双点风门以清热和营，宣肺解表。

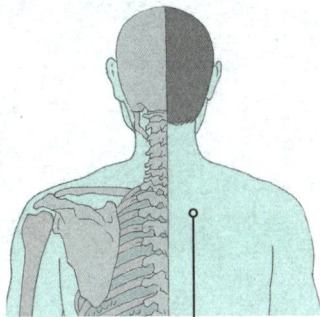

风门

以第2胸椎棘突下，旁开1.5寸。

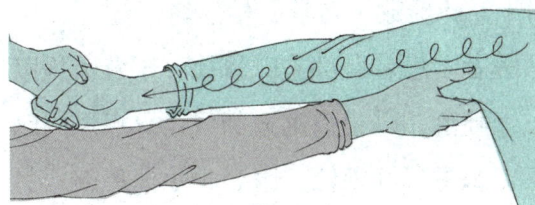

第二步

　　嘱患者仰卧位，施用推脾运胃法，以达消痰利水；医者一手握患腕，另手置手三阴施以揉拿手三阴法，着重点按内关，以泻三焦，调整阴阳之气；点按太渊以降逆清肺理气。

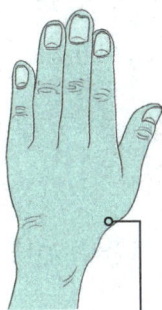

揉拿手三阴法

孔最

在前臂掌面桡侧，当尺泽与太渊连线上，腕横纹上7寸。

阳溪

在腕背横纹桡侧，手拇指上翘起时，当拇短伸肌腱与拇长伸肌腱之间的凹陷中。

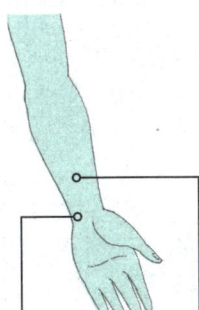

间使

位于腕部，腕掌侧横纹尺侧端，尺侧腕屈肌腱的桡侧凹陷处。

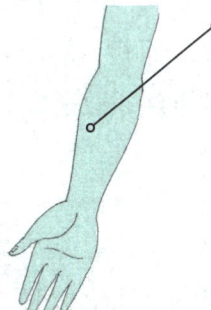

神门

在前臂掌侧，当曲泽与大陵的连线上，腕横纹上3寸，掌长肌腱与桡侧腕屈肌腱之间。

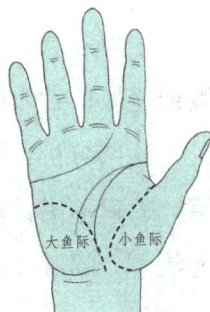

大鱼际　小鱼际

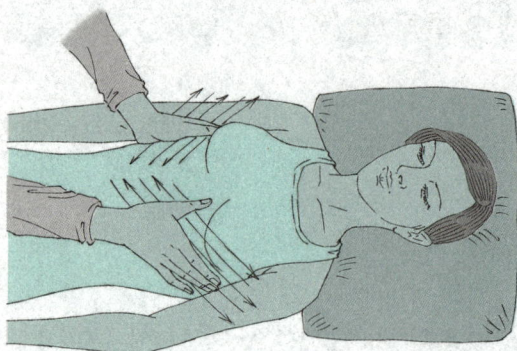

第三步　晨笼解罩法
施晨笼解罩法，以通宣肺气。

病因分析：肺阴亏耗，虚火内炽。肺失肃降，则气逆咳喘；热灼津液成痰，故咳吐浊唾涎沫，其质黏稠；燥热伤津，津液不能濡润上承，故咳声不扬、音嘎，咽燥、口渴；阴虚火旺，灼伤肺络，则午后潮热，咳嗽带血，阴津枯竭，内不能洒阵脏腑，外不能充身泽毛，故形体消瘦，皮毛干枯。舌红而干，脉虚数，乃是阴枯热灼之象。

按摩推拿手法：第一步，医者于患者背部施以疏揉，于背俞施以搓运夹脊法，以理气和血，重点肺俞，以止咳宣通肺气；双点风门以清热和营，宣肺解表。第二步，嘱患者仰卧位，医者一手握患腕，另手置手三阴经施用揉拿手三阴法，着重点按阳溪，以宁心安神、潜阳固表；点按间使，以宁神和胃解表；揉按鱼际，以清肺热、利咽喉；点按神门，以宁心、安神、通络；点孔最，以调降肺气、清热止血。第三步，施晨笼解罩法，以通宣肺气。

虚寒

主要症状：咳吐涎沫，其质清稀量多，口不渴，形寒气短，小便数或遗尿，舌质淡润，脉象虚弱。

病因分析：脾肺虚弱，气不化津，故吐涎沫；内无虚火，水湿停留，故口不渴；阳不卫外，故见形寒；肺气虚损，故见气短；上虚不能治下，膀胱失约，故见小便数或遗尿；气虚有寒，故舌质淡润，脉象虚弱。

按摩推拿手法：第一步，医者以掌指于患者项背部搓揉，于背俞施以重搓运夹脊法，并点按肺俞，以温补肺气、滋补虚劳。第二步，施一指托天法，以升阳固脱、补虚益气。第三步，医者一手握患腕，另手置手三阴施以揉拿手三阴法，着重点按内关，以泻三焦，调整阴阳之气；点按太渊以降逆清肺理气。第四步：医者以双手置于患者下肢施以提拿足三阳法、提拿足三阴法，同时点按足三里，达以调补脾胃、除湿化浊；点按三阴交，理气血、通气滞。

预防：肺痿主要当在肺燥初起应予以正确论治，按照阴虚火旺来救治，如有误治则为肺痿而难以医治。所以应从肺的本身调治，对脾胃的调治是主要预防方法。

图解展示 肺痿（虚寒）按摩疗法

搓运夹脊法

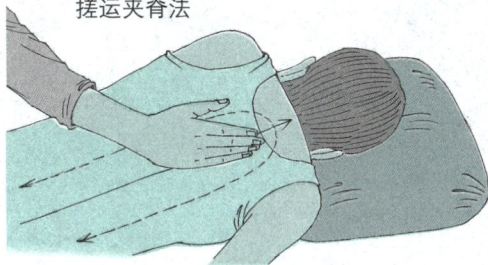

第一步
　　医者以掌指于患者项背部搓揉，于背俞施以重搓运夹脊法，并点按肺俞，以温补肺气，滋补虚劳。

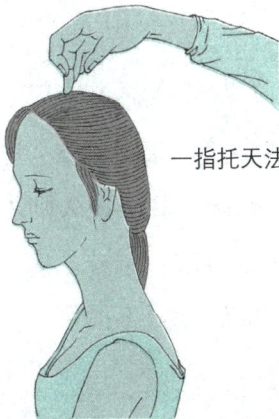

一指托天法

第二步
　　施一指托天法，以升阳固脱、补虚益气。

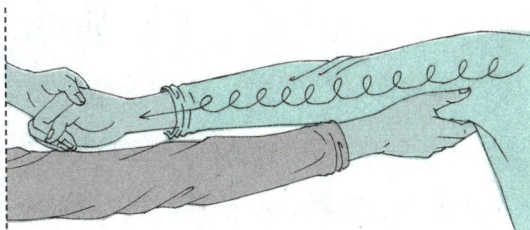

揉拿手三阴法

第三步
　　医者一手握患腕，另手置手三阴施以揉拿手三阴法，着重点按内关，以泻三焦，调整阴阳之气；点按太渊以降逆清肺理气。

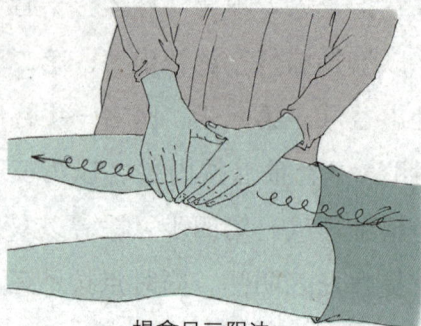

提拿足三阴法

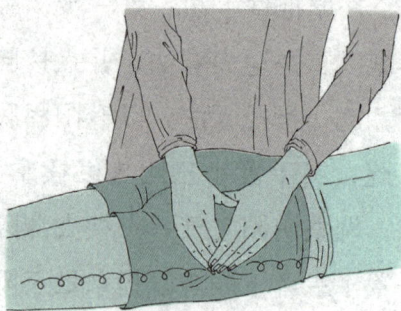

提拿足三阳法

第四步

  医者以双手置于患者下肢施以提拿足三阳法、提拿足三阴法，同时点按足三里，达以调补脾胃、除湿化浊；点按三阴交，以达理气血、通气滞之效。

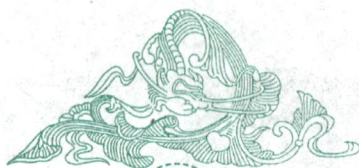

7

肺胀

  肺胀即肺气胀满，泛指咳喘胸满，是多种慢性肺疾病反复发作迁延不愈导致的一种病症。临床表现为胸部膨满、胀闷如塞、喘咳上气、痰多、烦躁、心悸等。其病程缠绵，时轻时重，日久则见面色晦暗，唇甲发绀，脘腹胀满，肢体水肿。肺胀有虚实之分。实证多见由邪气郁肺，肺气不降；虚证则多由肺肾两虚导致肾不纳气，而肺气上逆。

  中医学认为，肺胀多发生于久病肺虚，痰浊潴留，若再感外邪则会诱使病情加剧。

久病肺虚：如内伤久咳，水饮，哮喘，肺痨等肺系慢性疾病，迁延失治，痰浊潴留，气还肺间，日久则导致肺虚、肺胀。

感受外邪，肺虚卫外不固，外邪六淫反复乘袭，诱使本病发作，病情日益加重，肺胀病变在肺，继而影响脾、肾，后期及于心。肺病及脾，子耗母气，脾失健运，导致肺脾两虚。肺虚及肾，肺不主气，肾不纳气，可致气喘日益加重，吸入困难，呼吸短促难续，动则更甚。肺与心脉相通，肺气辅佐心肺运行血脉，肺虚治节失职，久则病及于心。心阳根于命门真火，如肾阳不振，进一步导致心肾阳衰，可能出现喘脱等危候。

痰从寒化则心饮，饮溢肌表则为水，痰浊久留，肺气郁滞，心脉失肠则血郁为瘀，血不利则为水，早期以痰浊为主，后期痰瘀并见，络至痰浊，血瘀，水饮夹杂为患。

肺胀以咳逆上气，痰多、胸闷、喘息，动则加剧，甚则鼻煽气促，张口抬肩，轻重不一，感受外邪伴寒热表证。

痰浊壅肺

主要症状：咳嗽痰多，色白黏腻，呈泡沫，气短喘息，稍劳即著，怕风易汗，脘痞纳少，倦怠乏力，舌质偏淡，苔薄腻或浊腻，脉弦滑。

病因分析：肺虚脾弱，痰浊内生。上逆于肺，则咳嗽，痰多色白黏腻，痰从寒化成饮，则痰呈泡沫状，肺气虚弱，复加气因痰阻，故短气喘促，稍劳即著，肺虚卫表不固则怕风、易汗，肺病及脾，脾气虚弱，健运失常，故见脘痞纳少，倦怠乏力。

按摩推拿手法：第一步，患者坐位，医者以一手扶患者肩部，另手用食指或中指端置于患者头顶正中施用一指托天法，以补益中气。第二步，再以双手置于患者背部循背俞施用搓运夹脊法，点按肺俞、脾俞，以调理肺气，补益脾气，促健运，利肺止咳。第三步，嘱患者仰卧位，施用梳胁开胸顺气法，并点按膻中、中府，以宽胸调气，肃

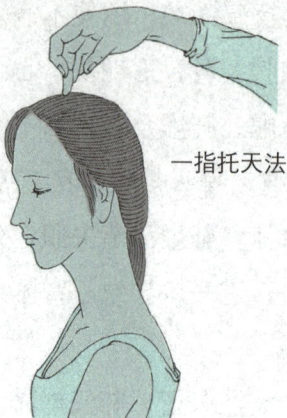

一指托天法

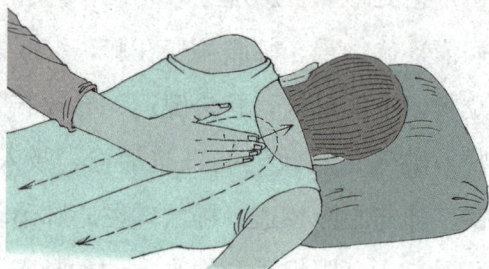

搓运夹脊法

第一步

　　患者坐位，医者以一手扶患者肩部，另一手以中指端置于患者头顶正中施用一指托天法，以补益中气。

第二步

　　以双手置于患者背部，循背俞施用搓运夹脊法，点按肺俞、脾俞，以调理肺气，补益脾气，促健运，利肺止咳。

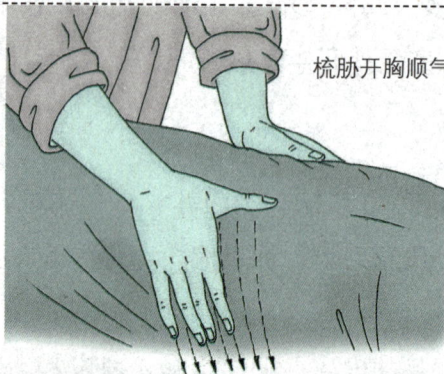

梳胁开胸顺气法

第三步

　　嘱患者仰位，施用梳胁开胸顺气法，并点按膻中、中府，以宽胸调气，肃降肺气，温通经络以助肺气。

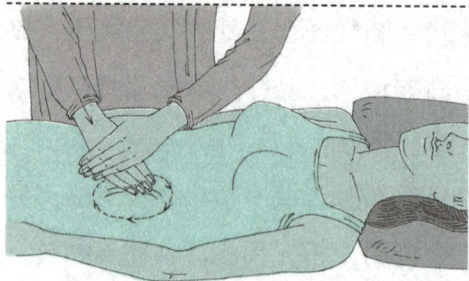

推脾运胃法（一）

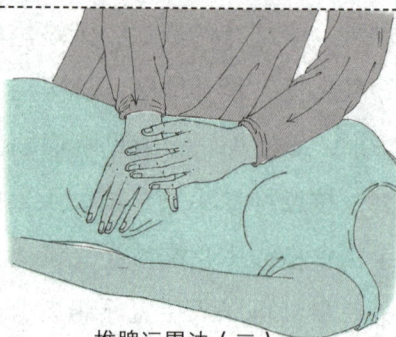

推脾运胃法（二）

第四步

　　施用推脾运胃法，以分清降浊、培土生金。

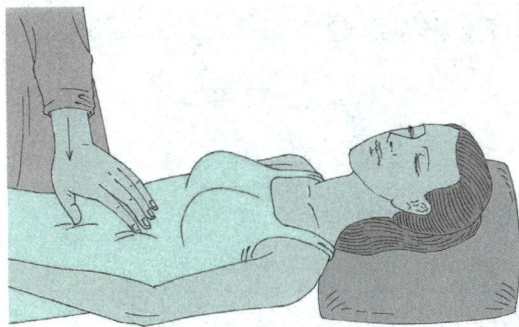

点鸠泻里法（一）　　　　　　　　　　　点鸠泻里法（二）

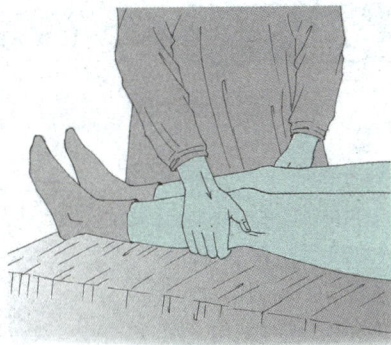

第五步
　　施用点鸠泻里法，以调理解气，以助肺气。

降肺气，温通经络以助肺气。第四步，施用推脾运胃法，以分清降浊、培土生金。第五步，施用点鸠泻里法，以调理解气，以助肺气。

痰热郁肺

主要症状：咳逆喘息气粗，烦躁胸满，痰黄或白，黏稠难咳。或身热微恶寒，有汗不多，溲黄，便干，口渴舌红，舌苔黄或黄腻，边尖红，脉数或滑数。

病因分析：痰浊内蕴化热，痰热壅肺，故痰黄或黏白难咳；肺热内郁，清肃失司，肺气上逆，则喘咳气逆息粗，烦躁，胸满，便干，溲黄；复感外邪，风热犯肺，故见发热微恶寒，有汗不多等表证。

按摩推拿手法：第一步，医者将手置患者背部施用推揉肩背，再循背俞施以搓运夹脊法，点按肺俞、脾俞、大椎，以清热化痰、理气降逆、平喘。施以提拿夹脊法，以宣肺泄热。第二步，嘱患者仰卧位，施以晨笼解罩法，点按膻中，以宽胸利气、滑痰清热而利肺。第三步，施源根筑堤法，以利分清降浊、生津润燥；点按天突以利气化痰。再以一手握患腕，另手循手太阴肺经施以揉拿手三阴法，点按合谷、曲池，以解表退热、清肺化痰、降逆平喘。

175

肺胀（痰热郁肺）按摩疗法

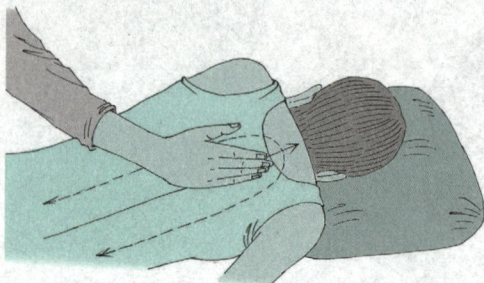

搓运夹脊法

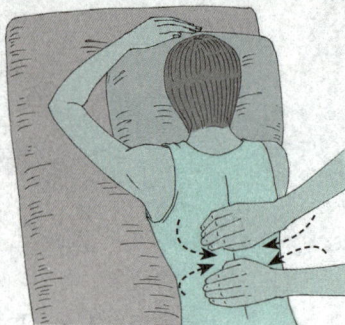

提拿夹脊法

第一步

　　医者将手置患者背部施用推揉肩背，再循背俞施以搓运夹脊法，点按肺俞、脾俞、大椎，以清热化痰、理气降逆、平喘。施以提拿夹脊法，以宣肺泄热。

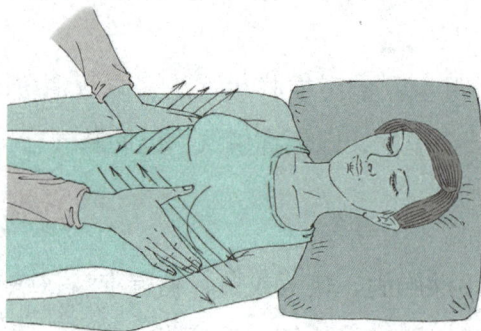

第二步

　　嘱患者仰卧位，施以晨笼解罩法，点按膻中，以宽胸利气、滑痰清热而利肺。

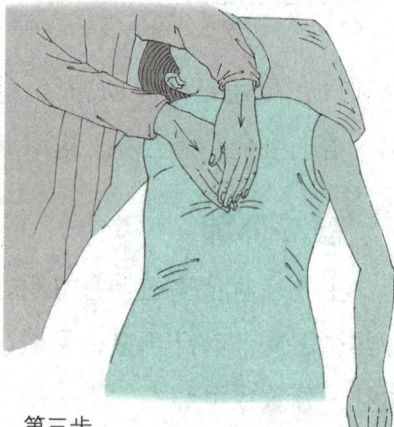

第三步

　　施源根筑堤法，以利分清降浊、生津润燥；点按天突以利气化痰。

揉拿手三阴法

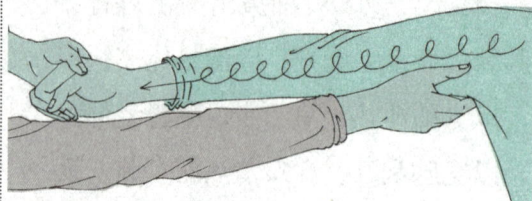

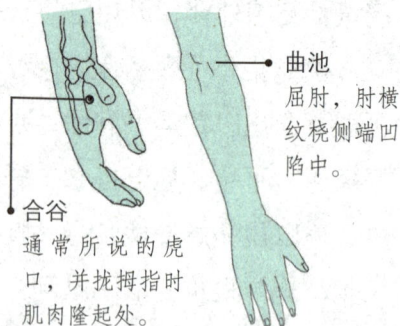

曲池
屈肘，肘横纹桡侧端凹陷中。

合谷
通常所说的虎口，并拢拇指时肌肉隆起处。

第四步

　　以一手握患腕，另手循手太阴肺经施以揉拿手三阴法，点按合谷、曲池，以解表退热、清肺化痰、降逆平喘。

痰蒙神窍

主要症状：谵妄，烦躁不安，撮空理线，表情淡漠，嗜睡昏迷，或肢体动抽搐，咳逆喘促，咳痰不爽，苔白腻或黄腻，舌质暗红或淡紫，脉细滑数。

病因分析：痰迷心窍，蒙蔽神机，故见神志恍惚，谵妄等。肝风内动则动抽搐；肺虚痰蕴故咳逆喘促而咳痰不爽，均为心血瘀阻之征。

按摩推拿手法：第一步，患者仰卧位，医者以双手施以梳胁开胸顺气法，以疏肝理气。第二步，施二龙戏珠法，以利气化痰，同时点按膻中、中府穴，以宽胸理气、顺理肺气。第三步，施推脾运胃法，达培土生金。第四步，医者于患者头部施四指戳顶法，以平肺息风。第五步，施推运印堂法，以达息风镇惊。

肺肾气虚

主要症状：呼吸浅短难续，声低气怯，甚则张口抬肩，倚息不能平卧，咳嗽，痰白如沫，咳吐不利，胸闷心慌，形寒，汗出，舌淡或

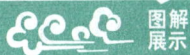

图解展示 肺胀（痰蒙神窍）按摩疗法

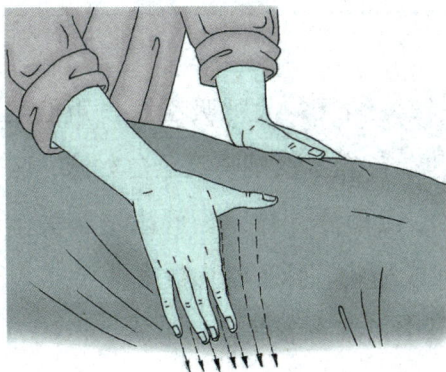

梳胁开胸顺气法

第一步

患者仰卧位，医者以双手施以梳胁开胸顺气法，以疏肝理气。

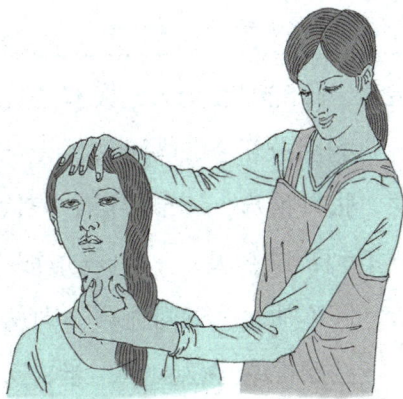

二龙戏珠法

第二步

施二龙戏珠法，以利气化痰，同时点按膻中、中府穴，以宽胸理气、顺理肺气。

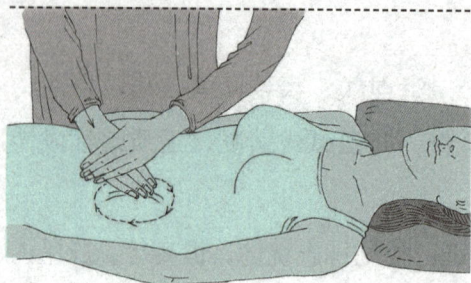

推脾运胃法（一）

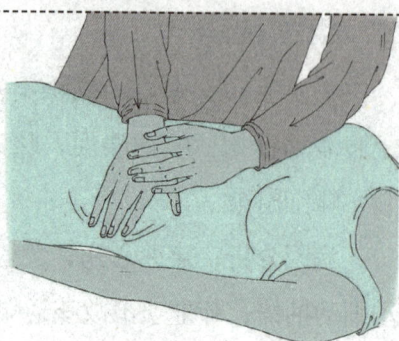

推脾运胃法（二）

第三步

施推脾运胃法，达培土生金。

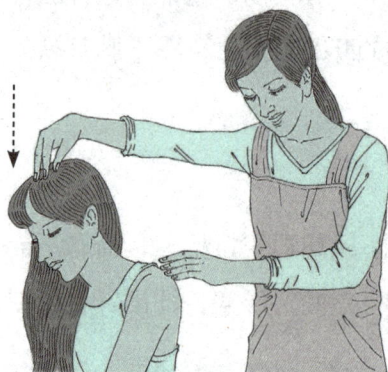

四指戳顶法

第四步

施四指戳顶法，以平肺息风。

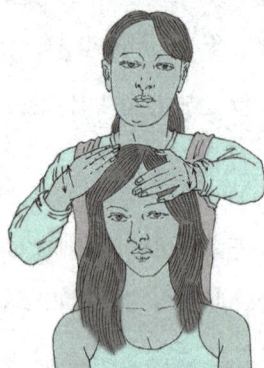

推运印堂法

第五步

施推运印堂法，以达息风镇惊。

暗紫，脉沉细数无力，或有结代。

病因分析：肺肾两虚，不能主气、纳气，故呼吸浅短，声低气怯，张口抬肩，不能平卧；寒饮伏肺，肾虚水饮则咳痰色白如沫，咳吐不利；肺病及心，心气虚弱，故心慌动悸，体寒，汗出；肺失治节，气不帅血，气滞血瘀，则见舌淡或黯紫，脉沉细虚数或结代。

按摩推拿手法：第一步，医者以中指置患者头顶正中施一指托天法，以补虚益气。第二步，嘱患者俯卧位，施以搓运夹脊法，同时点按肺俞、脾俞、肾俞，以补肺纳肾，降气化痰。第三步，施以双龙点肾法，以达调补肾气、补肺益气。第四步，嘱患者仰卧位，施梳胁开胸顺气法，点按膻中穴，以降气宽胸、行气化痰。

预防：应重视原发病治疗。防止经常感冒，内伤咳嗽迁延发展成为慢性咳嗽是预防形成本病的关键。发病后，更应注意保暖，秋冬季节，气候变化之际，尤需避免感受外邪。一经发病，立即治疗，以免加重，平时常以扶正固本功法，增强正气，提高抗病能力，禁忌烟、酒，以及恣食辛辣、生冷、咸甘之品，有水肿者进低盐饮食。

图解展示 肺胀（肺肾气虚）按摩疗法

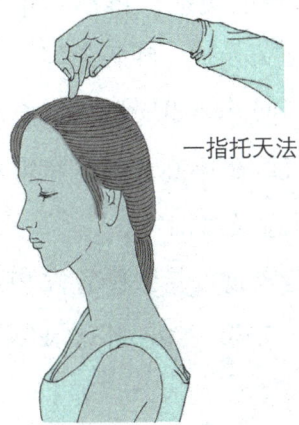

一指托天法

第一步
医者以中指置于患者头顶正中施一指托天法，以补虚益气。

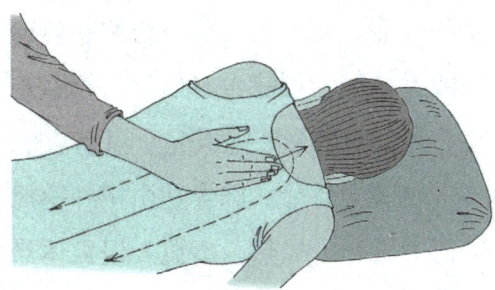

搓运夹脊法

第二步
嘱患者俯卧位，施以搓运夹脊法，同时点按肺俞、脾俞、肾俞，以补肺纳肾、降气化痰。

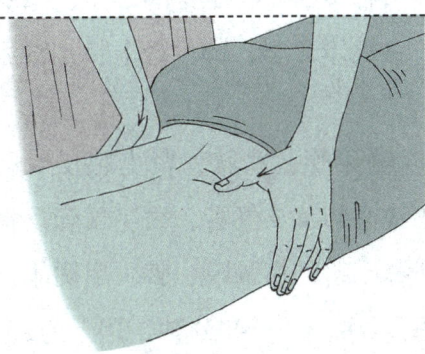

双龙点肾法

第三步
施以双龙点肾法，以达调补肾气、补肺益气。再施点按定喘穴，以镇咳止喘逆。

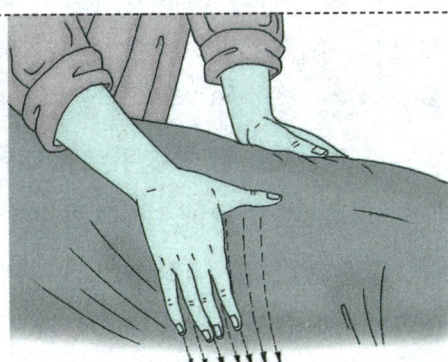

梳胁开胸顺气法

第四步
嘱患者仰卧位，施梳胁开胸顺气法，点按膻中穴，以降气宽胸、行气化痰。

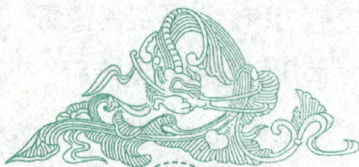

8

肺炎

肺炎是肺支气管、肺泡或肺间质上出现的炎症。该病一年四季均有发生，尤以冬春季节最为多发。多表现为发热、呼吸急促、持久干咳等症。有人会出现单边胸胁疼痛，深呼吸和咳嗽时胸痛，有小量痰或大量痰，可能含有血丝。小孩患上肺炎的概率高，但症状常不明显，可能有轻微咳嗽或完全没有咳嗽。应注意及时治疗。

中医学认为，肺炎是由于外感风邪、劳累过度导致肺宣发和肃降的能力下降，风热、痰湿入侵机体产生的，分为痰热郁肺和风热郁肺两种类型。

具体病症为高热、咳嗽、气急、胸痛、咳痰、痰中带血、发绀、恶心、呕吐、食欲缺乏等。

肺炎反射区：肺及支气管、喉、气管及食管、上身淋巴结、下身淋巴结、胸部淋巴结、横膈膜、脾、扁桃体、心、肾、肾上腺、输尿管、膀胱。

按摩手法：以中度手法按摩肾、输尿管、膀胱、肾上腺反射区各3～5次，约15分钟；再以重度手法按摩肺及支气管、喉、气管及食管、上身淋巴结、下身淋巴结、胸部淋巴结、横膈膜、脾、扁桃体、心等反射区各3～5次，约20分钟。每日1次，35～40分钟，10天为1个疗程。

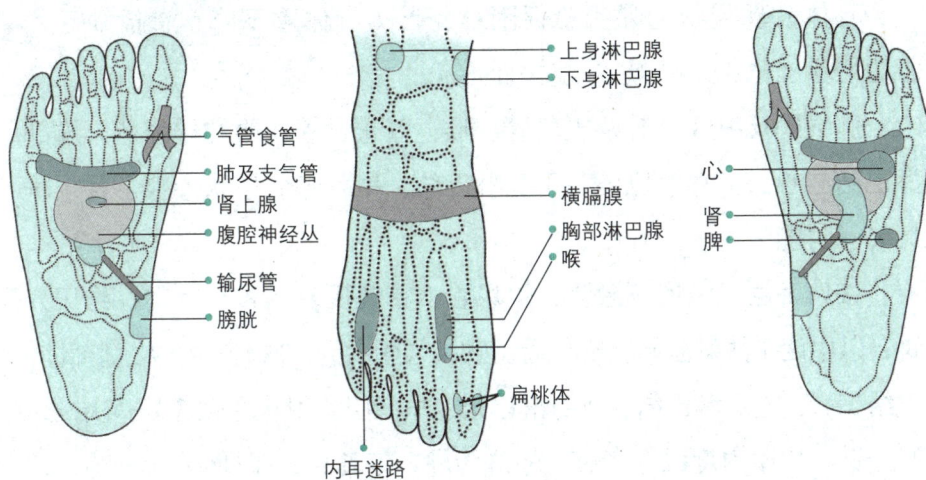

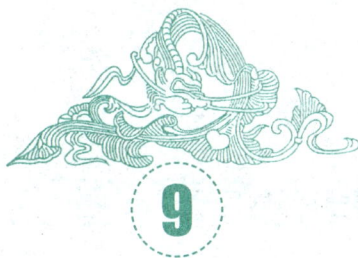

气管食管
肺及支气管
肾上腺
腹腔神经丛
输尿管
膀胱

上身淋巴腺
下身淋巴腺
横膈膜
胸部淋巴腺
喉
扁桃体
内耳迷路

心
肾
脾

9

肺气肿

　　肺气肿为呼吸系统疾病中较为严重的一种，此病老年患者居多，可分为代偿性肺气肿、间质性肺气肿、灶性肺气肿、旁间隔性肺气肿、阻塞性肺气肿等。

　　现代医学认为肺气肿与支气管阻塞及蛋白酶－抗蛋白酶失衡有关。常吸烟、受到感染、大气污染是引起细支气管管腔狭窄和阻塞的主要原因。吸入的有害气体进入肺泡并停滞在肺泡，没有随着呼吸排出，导致肺泡内压变高，肺泡随之出现肿胀引发肺气肿；正常人体内抗蛋白酶有保护肺组织免遭损坏的作用。人在感染或吸入大量烟草的情况下，容易出现蛋白酶-抗蛋白酶失衡，抗蛋白酶对蛋白酶的抑制能力减弱，故更易引发肺气肿。

具体表现症状为呼吸急促困难、乏力、体重下降、食欲缺乏、上腹胀满、咳嗽、咳痰、心率加快等。

肺气肿反射区：肺及支气管、喉、气管食管、腹腔神经丛、胸部淋巴结、心、上身淋巴结、下身淋巴结、甲状腺、甲状旁腺、肾、输尿管、膀胱。

按摩手法：轻度刺激肾、输尿管、膀胱反射区各3～5次，约10分钟；以中度手法刺激肺及支气管、喉、气管食管、腹腔神经丛、胸部淋巴结、心、上身淋巴结、下身淋巴结、甲状腺、甲状旁腺各3～5次，约30分钟。按摩力度以患者感觉酸麻为准，每日1次，时间为40分钟，10次为1个疗程。按摩半小时内给患者喝约350毫升的温开水。

图解展示 **肺气肿反射区**

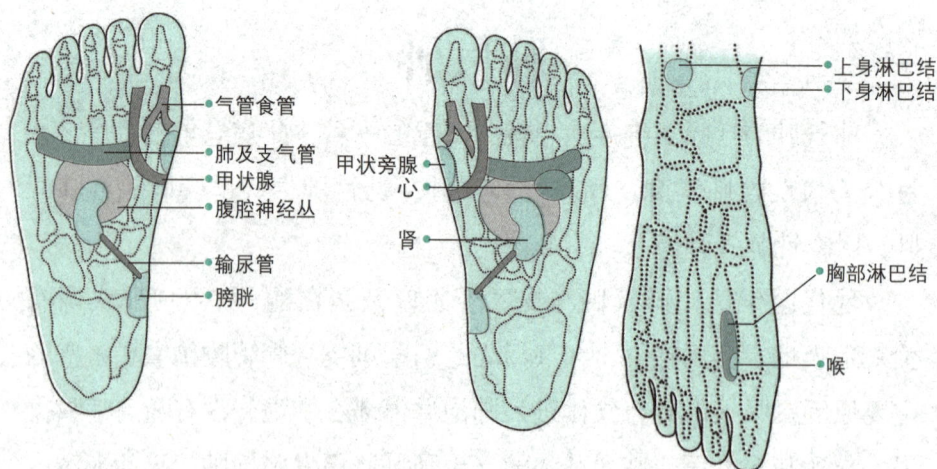

气管食管
肺及支气管
甲状腺
腹腔神经丛
输尿管
膀胱

甲状旁腺
心
肾

上身淋巴结
下身淋巴结
胸部淋巴结
喉

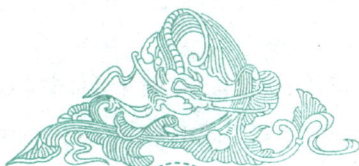

10

肺痨

肺痨是由肺气损伤所致，具有传染性的慢性虚弱疾病，因劳损在肺，故称肺痨。主要症状为咳嗽、胸满、背痛、怕冷、咳血、潮热盗汗、面色消瘦无华、皮肤枯槁等。病情轻者诸症间作，重者可以相继发生，或间见并存。现代医学称为肺结核，由结核杆菌导致。

中医学认为引起肺痨的原因有二，一为外因感染，"瘵虫"伤人；二为体虚内伤，气血不足，阴经耗损。病变主脏在肺，可累及脾、肾，甚则传遍五脏。病理性质在于阴虚。

感染"瘵虫"：因接触本病患者"瘵虫"侵入人体而成病。

正气虚弱：凡先天禀赋不强，后天嗜欲无节，如酒色过度，青年早婚，忧思劳倦；或大病久疾失于调治，如麻疹，外感久咳及胎产之后，耗伤气血津液，正气先虚，抗病力弱，而致"瘵虫"伤人。

总之，内因正虚，感染"瘵虫"，侵犯于肺，肺主呼吸，受气于天，吸清呼浊，因肺体虚弱，卫外功能不强，而发病；又因脏腑之间有互相资生、制约关系，肺病及其他脏器故其邪辗转，乘于五脏，脾为肺之母，肾为肺之子，母病及子，子病及母，故而出现脾之疲乏，食少，便溏，肾之蒸骨，潮热，男子失精，女子月经不调。久之肾虚不能肝，肝火偏旺，上逆晦肺，而见性急善怒，肺虚心火乘客，肾虚水不济火，伴虚烦不寐，盗汗。

本病以咳嗽、咳血、潮热、盗汗为四大主症，发病慢，逐渐加重，按病理分阴阳，按脏腑病机分肺、脾、肾。治疗当以补虚培元、治瘵杀虫为原则。

肺阴亏虚

主要症状：干咳，咳声短促，痰中有时带血，如丝如点，色鲜红，午后手心热，皮肤干灼，或少许盗汗，口干咽燥，胸部隐隐闷痛，苔薄，舌边尖质红，脉细或兼数。

病因分析：阴虚肺燥，痰中有时带血，肺失滋润，损伤肺络，胸闷隐痛；阴虚内热，手心皮肤灼热，肺阴耗伤。

按摩推拿手法：第一步，医者以拇指点按肺俞、结核、百劳，以清热宣肺、滋补虚劳。第二步，嘱患者俯卧位，医者于患者前部循背俞施搓运夹脊法，同时点按心俞、膏肓，以补益心气、疏通肺络。第三步，嘱患者仰卧，医者一手握患腕，另手施揉拿手三阴法，点按内关、太渊等穴，以泻热降逆、清理肺气，泻三焦，调阴阳。第四步，施梳胁开胸顺气法，以滋阴润肺、通调肺气。

图解展示 肺痨（肺阴亏虚）按摩疗法

第一步
　　医者以拇指点按肺俞、结核、百劳，以清热宣肺、滋补虚劳。

第二步
　　嘱患者俯卧位，施以搓运夹脊法，同时点按肺俞、脾俞、肾俞，以补肺纳肾、降气化痰。

搓运夹脊法

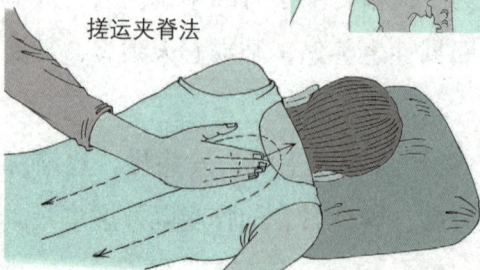

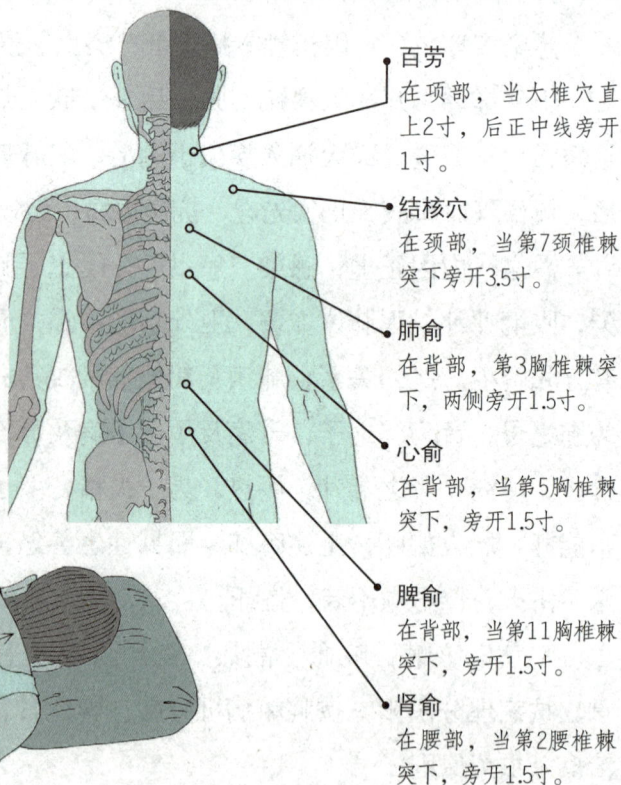

百劳
在项部，当大椎穴直上2寸，后正中线旁开1寸。

结核穴
在颈部，当第7颈椎棘突下旁开3.5寸。

肺俞
在背部，第3胸椎棘突下，两侧旁开1.5寸。

心俞
在背部，当第5胸椎棘突下，旁开1.5寸。

脾俞
在背部，当第11胸椎棘突下，旁开1.5寸。

肾俞
在腰部，当第2腰椎棘突下，旁开1.5寸。

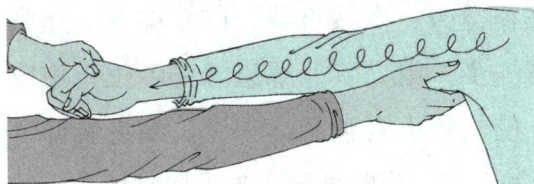

揉拿手三阴法

第三步

医者一手握患腕，另手置手三阴施以揉拿手三阴法，着重点按内关，以泻三焦，调整阴阳之气；点按太渊以降逆清肺理气。

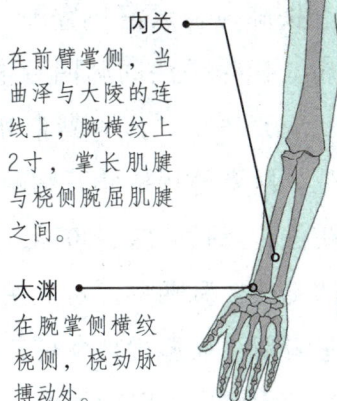

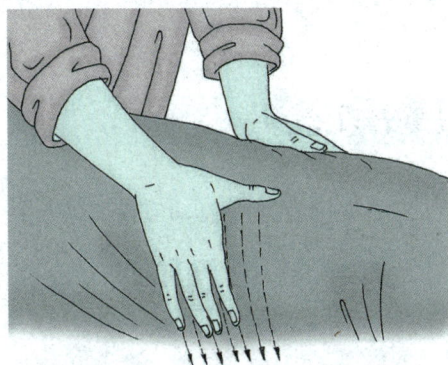

内关

在前臂掌侧，当曲泽与大陵的连线上，腕横纹上2寸，掌长肌腱与桡侧腕屈肌腱之间。

太渊

在腕掌侧横纹桡侧，桡动脉搏动处。

梳胁开胸顺气法

第四步

施梳胁开胸顺气法，以滋阴润肺、通调肺气。

阴虚火旺

主要症状：咳呛气急，痰少质黏或吐稠黄多量之痰，时常咯血，血色鲜红，午后潮热，骨蒸，五心烦热，颧红，盗汗量多，口渴心烦，失眠，性急善怒，胸胁掣痛，男子可见遗精，女子月经不调，形体日渐消瘦，舌质红绛而干，苔薄黄或剥，脉细数。

病因分析：肺病及肾，肺肾阴伤，虚火内灼，炼液成痰，咳呛气急，痰黏或质稠色黄。虚火灼伤血络，可致咯血反复发作；水亏火旺则潮热蒸骨，营阴外泄故夜卧盗汗；肝肺脉络不合，以致胸胁掣痛，心肝火炎，故心烦失眠，善怒；相火偏旺梦遗失精，冲任失养月经不调，阴精耗伤以致形体渐瘦等，均为阴虚燥热内盛之征。

按摩推拿手法：第一步，医者将手置患者背部轻推而慢揉之，点按肺俞，以清热宣肺、滋补益劳；点按百劳，以宣肺气，止胸痛。操作手法同肺阴亏虚第一步。第二步，嘱患者俯卧位，施以双龙点肾法，以补肾制水，使其相火自消。第三步，嘱患者仰卧位，医者施用梳胁开胸顺气法，以一手握患腕，另手施以揉拿手三阴法，点按劳宫、鱼际、内关等，以泄三焦、调阴阳、交通心肾、清肺热、利咽喉。再点按神门，以宁心、安神、通络。第四步，于患者双下肢施用提拿足三阴法、提拿足三阳法，点按足三里、三阴交、太溪穴，以理气血、通气滞、调补脾胃、和胃、降逆、泻热、通理肺气、滋阴降火、清化痰热。

图解展示 肺痨（阴虚火旺）按摩疗法

第一步

　　参见肺痨（肺阴亏虚）按摩疗法第一步。

第二步

　　嘱患者俯卧位，施以双龙点肾法，以补肾制水，使其相火自消。

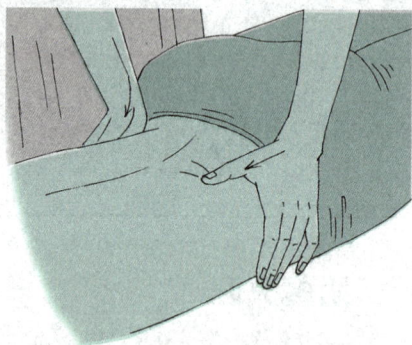

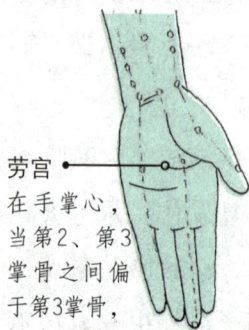

劳宫
在手掌心，当第2、第3掌骨之间偏于第3掌骨，握拳屈指时中指尖处。

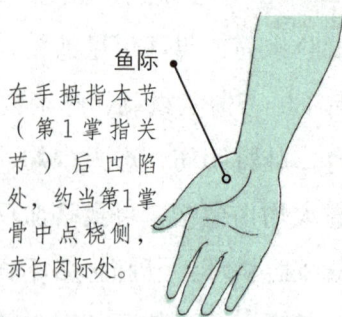

鱼际
在手拇指本节（第1掌指关节）后凹陷处，约当第1掌骨中点桡侧，赤白肉际处。

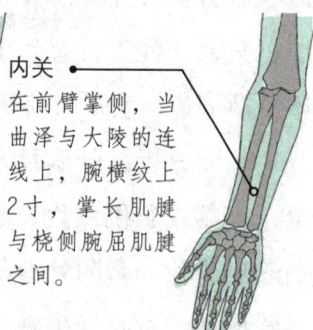

内关
在前臂掌侧，当曲泽与大陵的连线上，腕横纹上2寸，掌长肌腱与桡侧腕屈肌腱之间。

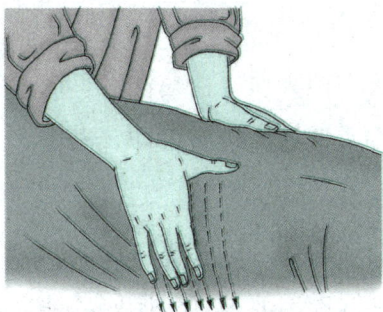

梳胁开胸顺气法

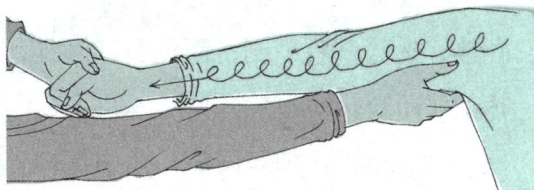

揉拿手三阴法

第三步

　　嘱患者仰卧位，医者施用梳胁开胸顺气法，以一手握患腕，另手施以揉拿手三阴法，点按劳宫、鱼际、内关等以泄三焦，调阴阳，交通心肾，清肺热，利咽喉。

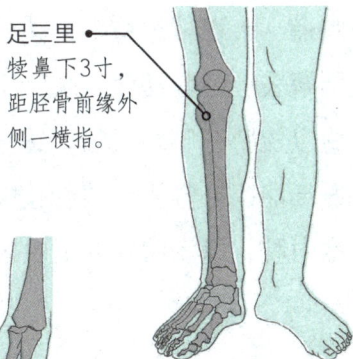

足三里
犊鼻下3寸，距胫骨前缘外侧一横指。

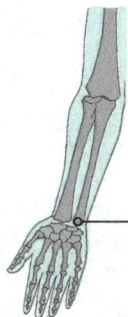

神门
在腕部，腕掌侧横纹尺侧端，尺侧腕屈肌腱的桡侧凹陷处。

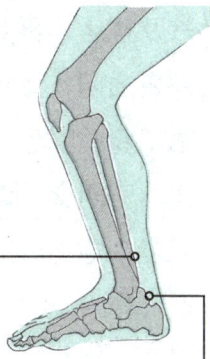

三阴交
在小腿内侧，当足内踝尖上3寸，胫骨内侧缘后方。

太溪
在足内侧，内踝后方，当内踝尖与跟腱之间的凹陷处。

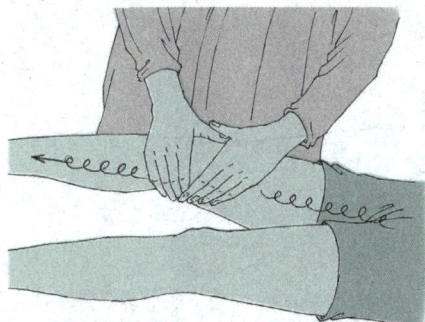

提拿足三阴法

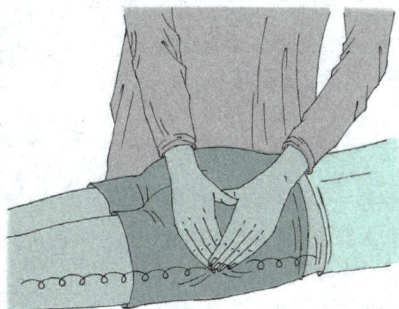

提拿足三阳法

第四步

　　点按神门，以宁心、安神、通络。于患者双下肢施用提拿足三阴法、提拿足三阳法，点按足三里、三阴交、太溪穴，以理气血、通气滞、调补脾胃、和胃、降逆、泻热、通理肺气、滋阴降火、清化痰热。

气阴耗伤

主要症状：咳嗽无力，气短声低，痰中偶夹血，血色淡红，午后潮热，热势一般不剧，面色白，颧红，舌质嫩红，边有齿印，苔薄，脉细弱而数。

病因分析：肺脾同病，阴伤气耗，消肃失司，肺不主气而为咳，气不化津而成痰，肺虚络损则痰中带血，气虚不能卫外，阳陷入阴，故见身热、怕风、自汗。阴虚则内热、盗汗；脾虚不健则食少、便溏；气阴两伤面白、颧红、脉细弱而数。

按摩推拿手法：第一步，患者坐位，医者以双手置于患者背部分别施以揉按及搓运，再点按肺俞、脾俞、大椎、结核穴，达到补益肺脾之气、解表通阳、清热和营、宣肺解表、滋肾祛湿、疏利下焦、温润止咳。第二步，嘱患者仰卧位，施以梳胁开胸顺气法，达宣肺宽胸，点按太溪、三阴交，以理气血、通气滞、补肾阴、清肺止咳、调补阴虚。第三步，施推脾运胃法，点按中脘，以调脾胃、促食欲、分清降浊，以益气养阴为目的。

图解展示 肺痨（气阴耗伤）按摩疗法

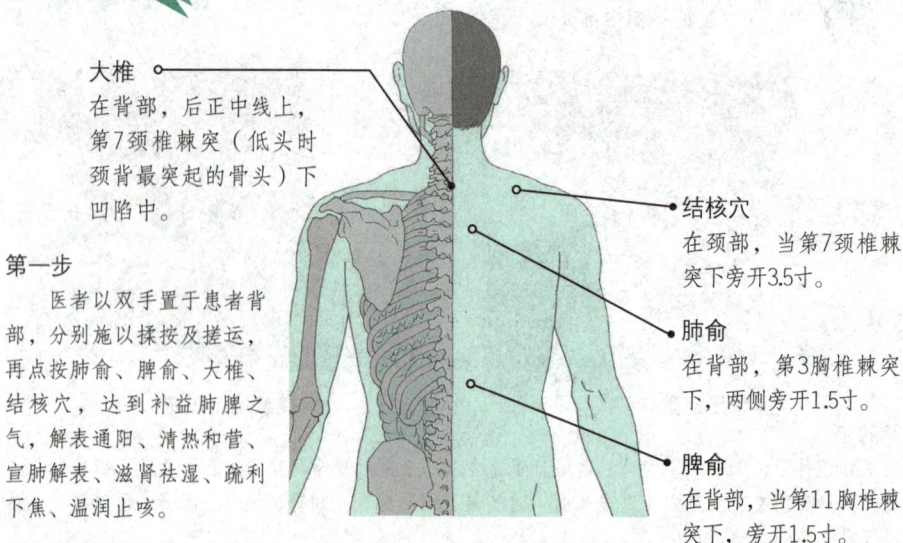

大椎
在背部，后正中线上，第7颈椎棘突（低头时颈背最突起的骨头）下凹陷中。

第一步
医者以双手置于患者背部，分别施以揉按及搓运，再点按肺俞、脾俞、大椎、结核穴，达到补益肺脾之气，解表通阳、清热和营、宣肺解表、滋肾祛湿、疏利下焦、温润止咳。

结核穴
在颈部，当第7颈椎棘突下旁开3.5寸。

肺俞
在背部，第3胸椎棘突下，两侧旁开1.5寸。

脾俞
在背部，当第11胸椎棘突下，旁开1.5寸。

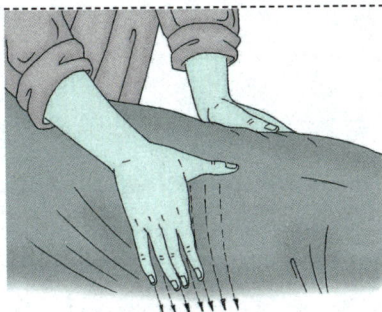

梳胁开胸顺气法

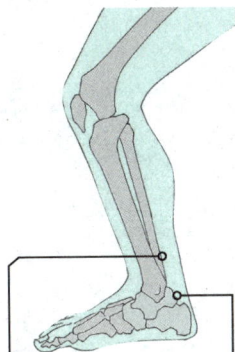

三阴交
在小腿内侧，当足
内踝尖上3寸，胫骨
内侧缘后方。

太溪
在足内侧，内踝后
方，当内踝尖与跟
腱之间的凹陷处。

第二步

　　嘱患者仰卧位，施以梳胁开胸顺气
法，达宣肺宽胸，点按太溪、三阴交，
以理气血、通气滞、补肾阴、清肺止
咳、调补阴虚。

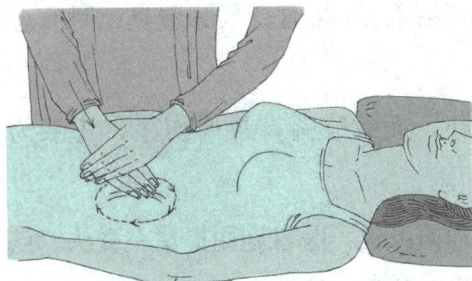

推脾运胃法（一）

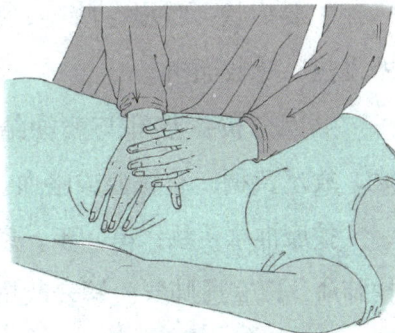

推脾运胃法（二）

第三步

　　施推脾运胃法，点按中脘，以调脾胃、促食欲、分
清降浊，以益气养阴为目的。

　　预防：应当进行体疗锻炼，如打太极拳、做健身操，加强营养，
体虚时可服用补药，身佩安息香或用雄黄擦鼻，平素要保养元气，爱
惜精血，瘵不可得而传，增强正气是防止传染的重要措施。

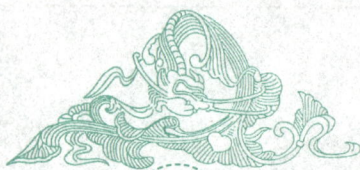

支气管扩张

支气管扩张多由于痰浊阻塞肺窍，气机不利，升清降浊受到影响，邪实壅塞，属中医"痰咳"范畴。

中医学认为，支气管扩张，咳声重浊，痰多且易咳出，痰出则嗽止，伴有胸闷、食少，多由痰湿内蕴，上干于肺所致。

痰治蕴肺

主要症状：咳嗽，哮喘，痰黄黏稠，吐脓血，气味腥臭，时有恶寒发热，脉数而滑。

病因分析：热邪与痰浊结蕴肺，而致痰喘，热燥伤津，炼液为痰，故痰黄稠，有脓血或咯血。

按摩推拿手法：第一步，患者取俯卧位，医者施用提拿夹脊法，点按肺俞，以宣通肺气、解表散热、滋阴清热。第二步，施用揉拿手三阴法，点按列缺、尺泽、曲池，以宣通肺气、清肺泻热。第三步，嘱患者取仰卧位，施用晨笼解罩法，点按天突，以开胸顺气、宣通肺气、通调阴维、镇咳止喘。第四步，点按丰隆，以通经活络、升清降浊。

肺寒不宣

主要症状：咳嗽，多稀白痰，恶寒怕冷，重则咳喘胸闷，呼吸急促，或咳嗽日久，反复发作，舌苔白，脉紧。

病因分析：寒邪犯肺，邪实气壅，肺气不宣而咳嗽气逆，咳喘胸闷，寒邪伤肺，凝液为痰，则痰稀色白；风寒束表，则头痛，恶寒，

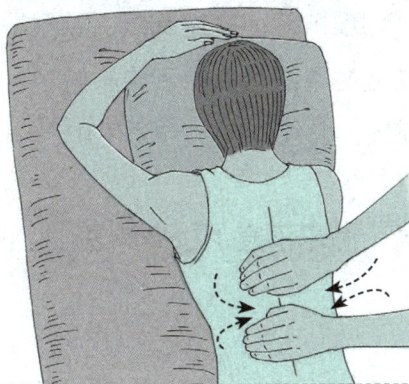

提拿夹脊法

第一步

患者取俯卧位，医者施用提拿夹脊法，点按肺俞，以宣通肺气、解表散热、滋阴清热。

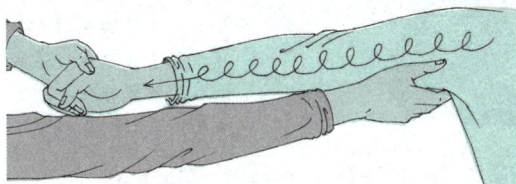

列缺

两手虎口自然平直交叉，一手食指按在另一手桡骨茎突上，指尖下凹陷处。

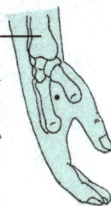

揉拿手三阴法

尺泽

肘横纹中，肱二头肌腱桡侧缘。

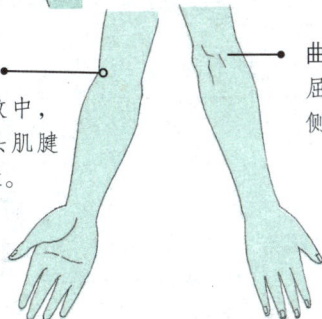

曲池

屈肘，肘横纹桡侧端凹陷中。

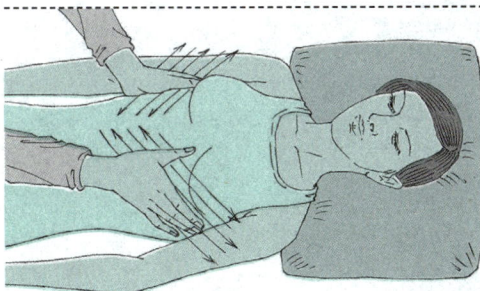

第二步

施用揉拿手三阴法，点按列缺、尺泽、曲池，以宣通肺气、清肺泻热。

丰隆

在小腿前外侧，当外踝尖上8寸，条口穴外，距胫骨前缘二横指。

第三步　晨笼解罩法

嘱患者取仰卧位，施用晨笼解罩法，点按天突，以开胸顺气、宣通肺气、通调阴维、镇咳止喘。

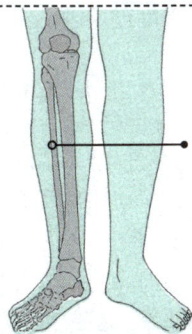

第四步

点按丰隆，以通经活络、升清降浊。

怕冷，均为风寒在表之征。

按摩推拿手法：第一步，医者施用搓运夹脊法，点按肺俞、膏肓俞，以理气和血、温经散寒、调理肺气、宣通肺气、益气补虚。第二步，嘱患者取仰卧位，施用晨笼解罩法，点按天突、膻中、中脘，以理气和胃、益气化浊、温润肺气、顺气降逆、宣肺化痰。

图解展示　支气管扩张（肺寒不宣）按摩疗法

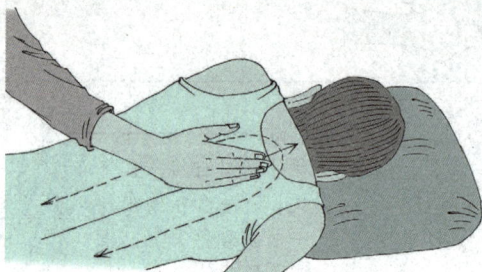

搓运夹脊法

第一步

医者施用搓运夹脊法，点按肺俞、膏肓俞，以理气和血、温经散寒、调理肺气、宣通肺气、益气补虚。

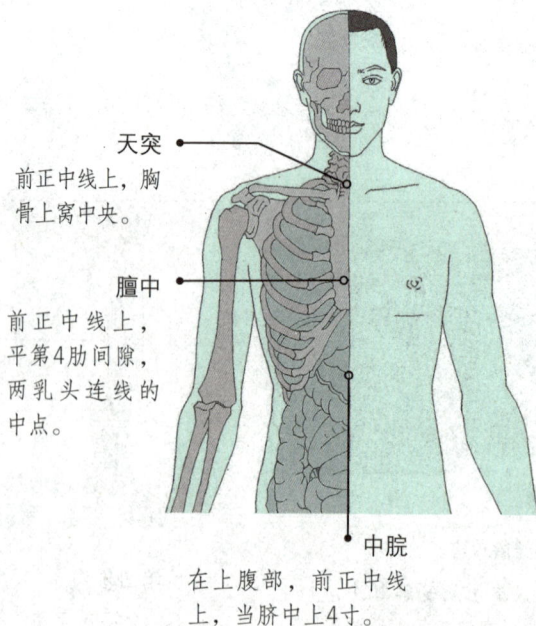

天突
前正中线上，胸骨上窝中央。

膻中
前正中线上，平第4肋间隙，两乳头连线的中点。

中脘
在上腹部，前正中线上，当脐中上4寸。

第二步

　　嘱患者取仰卧位，施用晨笼解罩法，点按天突、膻中、中脘。

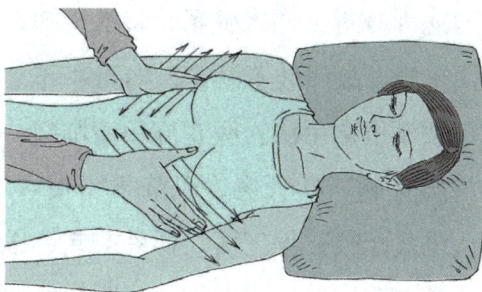

晨笼解罩法

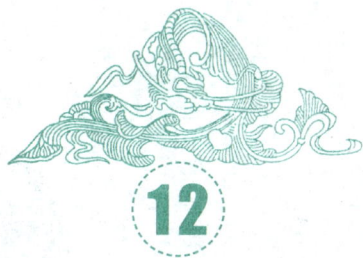

12

小儿支气管哮喘

　　哮喘是小儿常见的一种肺系病症，常以阵发性呼吸困难、呼气延长、喉间有哮鸣声，严重时张口抬肩、难以平卧为特征。多见于春秋，以气候突变、寒湿失宜、饮食不当为诱因。

　　中医学认为，内有壅塞之气，外有非时之感，膈有胶固之痰，三者相合，闭拒气道，搏击有声，发为哮喘病。

寒喘

　　主要症状：咳嗽喘促，喉间有痰鸣声，吐痰清稀，色白多沫，形寒无汗，面色苍白，四肢不温，口不渴或渴喜热饮，小溲清长。舌质淡红，苔薄白，脉数或浮滑。

病因分析：寒伏脏系，聚液生痰，故咳喘，喉间有痰鸣声。寒邪为阴于内，故四肢不温等，均为寒邪之征。

按摩推拿手法：医者施用清肺经，以清肺止咳；施用推揉膻中，以清肺宽胸；揉天突，以降气引痰；运内八卦，揉肺俞，以降气平喘、化痰止咳；推三关，揉外劳宫，以补气行气、温阳散寒、宽胸利气、通滞散结。

图解展示　小儿支气管哮喘（寒喘）按摩疗法

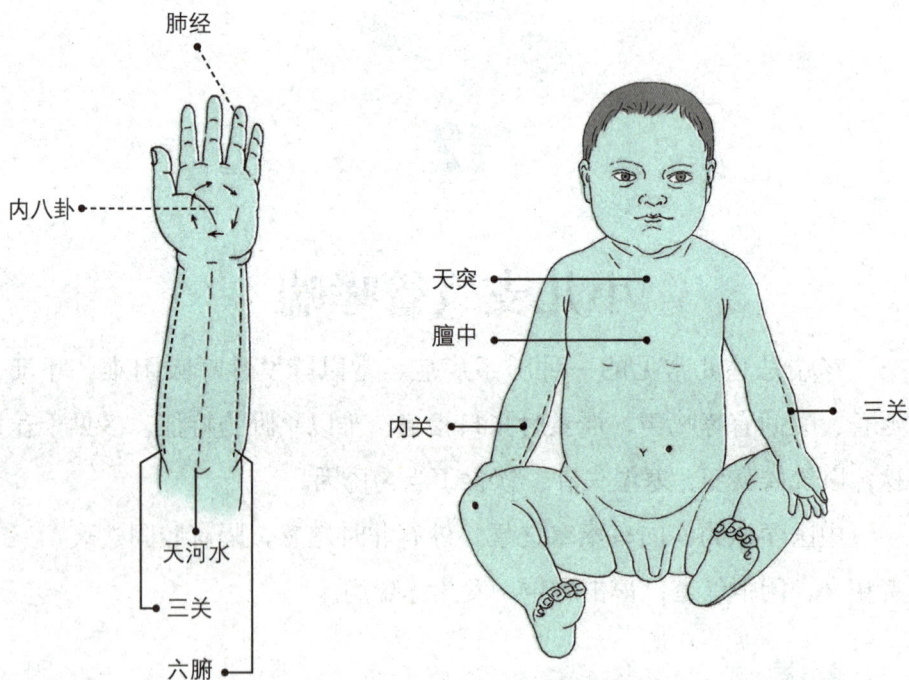

肺经

内八卦

天河水

三关

六腑

天突

膻中

内关

三关

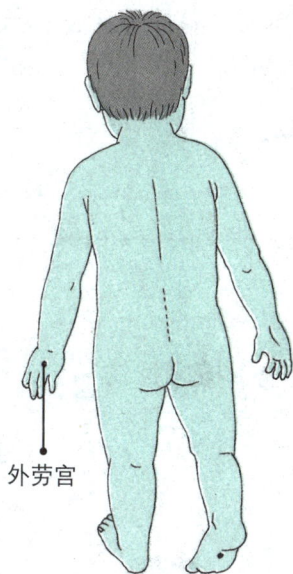

按摩方法

医者施用清肺经，以清肺止咳；施用推揉膻中，以清肺宽胸；揉天突，以降气引痰；运内八卦，揉肺俞，以降气平喘、化痰止咳；推三关，揉外劳宫，以补气行气、温阳散寒、宽胸利气、通滞散结。

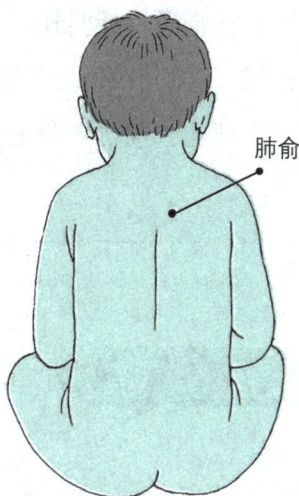

外劳宫

肺俞

热喘

主要症状：咳嗽气喘，憋气，不能平卧，喉间痰鸣，痰稠色黄，发热面红，胸膈满闷，烦躁不安，渴喜冷饮，溲黄便干。舌质红，苔薄黄，脉浮数，指纹深红。

病因分析：热为阳邪，痰热郁肺，故咳嗽、憋气、不能平卧、发热面红等，均为邪热之征。

按摩推拿手法：除以上手法外，加用清天河水，以清热解表，泻火除烦。

寒哮并阳虚

主要症状：兼面青唇紫，口不渴，倦怠乏力，食少纳差，头汗涔涔，张口抬肩，端坐喘息，四肢欠温，小溲清长。舌淡、苔薄白，脉濡而无力，指纹淡白。

病因分析：哮喘反复发作，肺气耗散，肾阳亏虚，气不摄纳，故出现张口抬肩、端坐喘息、四肢欠温等寒喘兼阳虚之征。

按摩推拿手法：除以上手法治疗外，加用推三关，补肺经，补脾经，补肾经，揉丹田，以收到补气养血、补益肺气、温补下元、补气行气、温阳散寒、分清降浊、降气平喘、化痰之功效。

预防：预防呼吸道感染，防止接触化学物品。

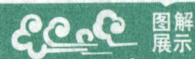

图解展示 小儿支气管哮喘（寒哮并阳虚）按摩疗法

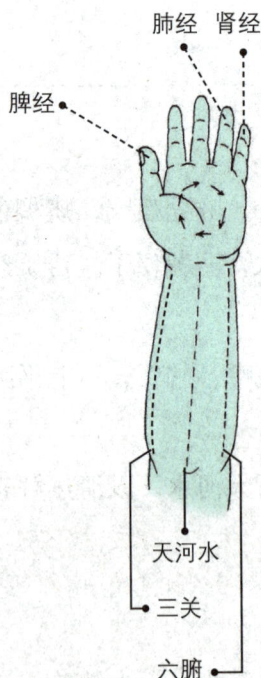

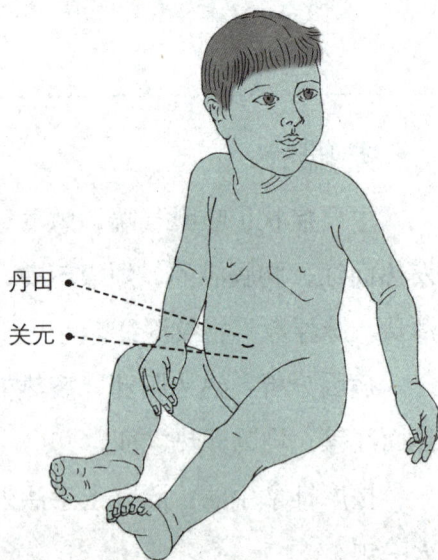

脾经
肺经　肾经

丹田
关元

天河水

三关

六腑

按摩方法

　　除以上手法治疗外，加用推三关、补肺经、补脾经、补肾经、揉丹田，以收到补气养血、补益肺气、温补下元、补气行气、温阳散寒、分清降浊、降气平喘、化痰之功效。

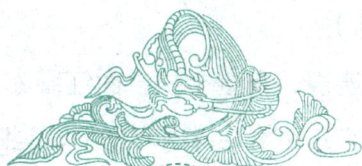

13

百日咳

百日咳是由百日咳杆菌引起的急性呼吸道传染病，俗称鸡咳、鸬鹚咳。此病可持续2~3个月，故名百日咳。一年四季均可发病，尤其好发于冬春季。多发于5岁以下的儿童，有传染性，成年人也可得病。临床以阵发性痉挛性咳嗽后，伴有特殊的回声为特征，易诱发肺炎等，出现严重并发症。

中医学认为，由于小儿感受时行风邪，加之肺娇嫩，时行风邪从口鼻入，郁阻于肺，而肺合皮毛，卫气失宣，初起在表，与感冒相似。肺失肃降，上逆而咳。时邪化火，炼液为痰，痰火互结，阻塞气道，肺不能通达，痉咳阵作不已，当黏稠之痰咳出，胃内容物吐出，气道通畅，痉痰缓解。日久，肺阴耗伤，痰火内聚，灼伤肺络，血随气上，可见咯血、衄血。婴幼儿，神气怯弱，痰浊蒙蔽心窍，而昏迷、抽搐等。

初期（感冒症状）

主要症状：似感冒，咳嗽，流涕，并有发热，日渐咳嗽加重。日轻夜重，以致出现痉挛阵发性咳嗽。

病因分析：感受时行风邪袭肺，卫气失宣，故咳嗽频发。

按摩推拿手法：施用基本手法加揉太阳穴1分钟，拿风池穴、肩井穴各1分钟。

中期（咳嗽期）

主要症状：阵咳连声，夜重于昼，面红眼赤，咳声短促，伴有鸡鸣样回声，咳吐呼吸道分泌物及胃内容物后，痉咳暂停。

病因分析：时邪化火，炼液为痰，痰火互结，气道阻塞而阵咳连声，咳吐后气道通畅则咳暂停。

按摩推拿手法：施用基本手法，加揉鱼际穴300次，运掌心100次。

末期（恢复期）

主要症状：咳嗽逐渐减轻，回声逐渐消失。

病因分析：咳嗽日久，耗伤肺阴，痰火内聚，神气怯弱，咳声渐减。

按摩推拿手法：操作完基本手法后，再按摩中脘穴约5分钟，按揉足三里穴1分钟，以掌横擦背部1分钟。

预防：发现百日咳婴幼儿应隔离，室内应空气流通、日光充足，针对易感儿童注意营养和健康，在流行季节不宜去公共场所。

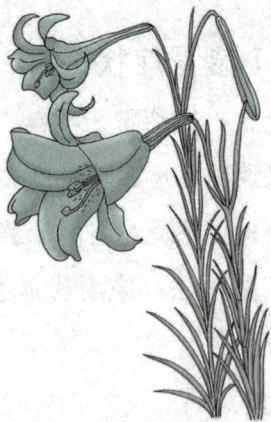

肝经　心经　肺经　肾经

脾经

内八卦

天河水

三关

六腑

膻中

足三里

定喘　　　　大椎

肺俞

丰隆

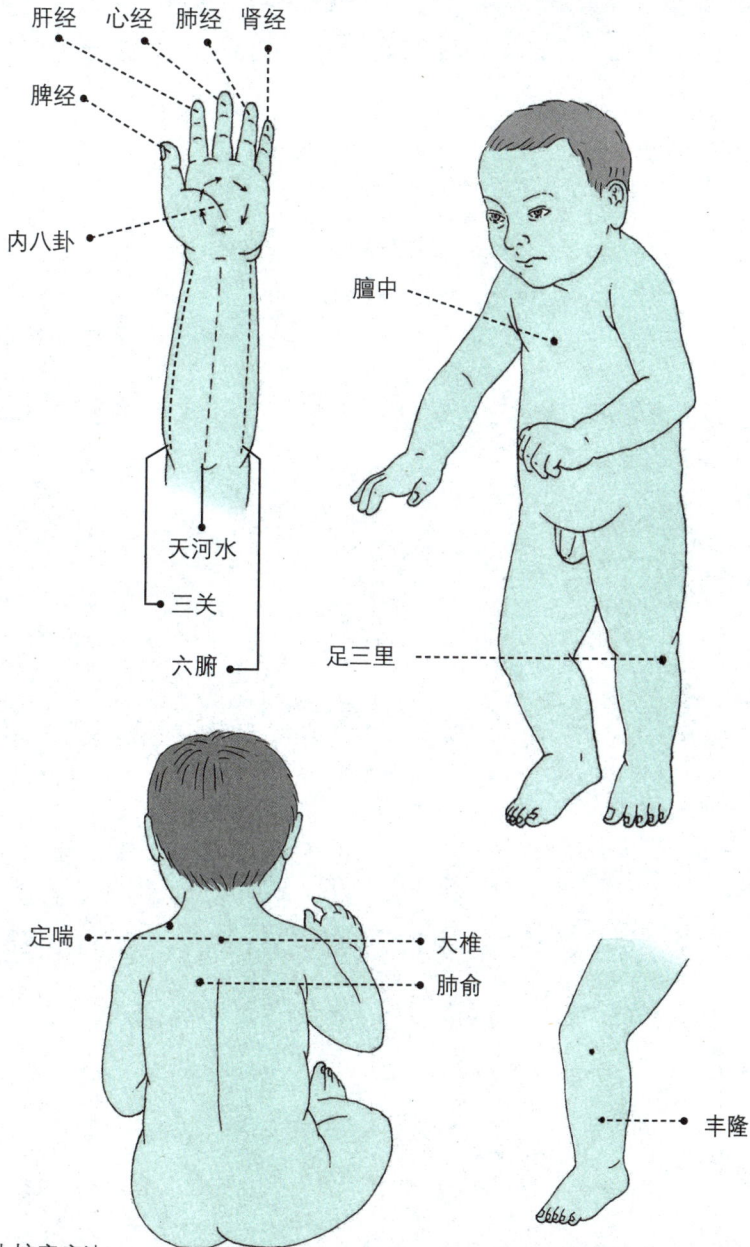

百日咳基本按摩疗法

　　补脾经及肾经300次，清肝经、心经各200次，肺经300次。推三关300次，推天河水100次，推六腑200次。反复捏挤膻中穴周围的肌肉，以局部肌肉发红为宜。按揉足三里、丰隆穴各1分钟。家长以掌心横擦肩胛骨内侧缘，以透热为度。再按揉大椎穴、肺俞穴、定喘穴各1分钟。

第六章

治疗肺病的偏方秘方

❀　❀　❀　❀　❀　❀　❀

在我国中医学宝库中，独具特色的偏方秘方占有极其重要的位置。所谓偏方，即极具医疗价值的药方、秘方，也就是世世代代不传外的千古良方。另外，其药源易得，使用极其方便，价格低廉且疗效显著。

我们针对不同的肺病患者，精心收集了数百条常见肺病的偏方、秘方。同时从药方的"配料""制法""功用""忌用性"一一加以详述，为广大的肺病患者提供方便、科学的用药参考，轻松解决肺患之扰。

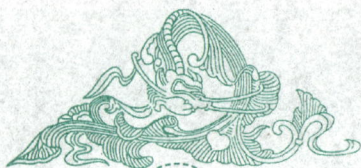

1

感冒

神仙粥治风寒感冒

【组方】糯米100克，葱白、生姜各20克，食醋30毫升。

【制法】先将糯米煮成粥，再把葱姜捣烂入粥煮沸5分钟后倒入食醋，即可起锅。趁热服下，上床覆被以发汗。15分钟后，胃中热气升腾，全身微热而少量出汗。每日早、晚各服1次，连服4次即愈。

【功效】祛风散寒、发表解毒。治外感初发浑身酸痛、畏寒无潮、脉紧疗效较好。

注：风热感冒不宜服用。

胡萝卜汤发汗

【组方】胡萝卜。

【制法】洗净切碎，煎汤热饮。

【功效】发表解毒。治感冒，畏寒需发汗。胡萝卜发汗作用轻微而持续，无过度之弊。

草鱼汤治伤风鼻塞

【组方】草鱼肉片150克，生姜片25克，米酒100克。

【制法】将半碗水煮沸后，放入草鱼肉片、生姜片及米酒共煮约30分钟，放少许盐调味。趁热食用后卧床盖被发微汗。每日2次。需注意避风寒。

【功效】解表散寒、疏风镇痛。用于治疗感冒，症见畏寒发冷、头痛体倦、鼻塞不通等。

葱姜豆豉治疗伤风感冒

【组方】淡豆豉20克，葱白5根，姜1片。

【制法】将葱白及姜片放入砂锅，加水一碗煎煮。热服后卧床盖被发汗，注意避风寒。

【功效】解热透表、解毒通阳。用于初起感冒，主要症状为鼻塞、头痛、畏寒、无汗等。

甘蔗萝卜汤治发热咽痛

【组方】甘蔗及萝卜各500克，金银花10克，竹叶5克，白糖适量。

【制法】将萝卜与甘蔗切块，同入砂锅加水，放入金银花、竹叶共煎煮，加糖饮服。可代茶饮，每日数次。

【功效】消积化热、润燥镇痛。治感冒，症状为发热、咽喉疼痛及鼻干等。

金银花山楂汤治风热感冒

【组方】金银花30克，蜂蜜250克，山楂10克。

【制法】将金银花与山楂放入砂锅，加水烧沸，3～5分钟后将药液滤入碗。再加水煎熬一遍后滤出药液。后两次药液渗在一起，放入蜂蜜拌匀，温热时服用，多次饮用。

【功效】清热解毒、散风镇痛。治风热感冒，症状为发热头痛、口渴等。

五神汤发汗解表

【组方】紫苏叶、荆芥各10克，茶叶6克，鲜姜10克，红糖30克。

【制法】将紫苏叶、荆芥、茶叶、鲜姜放入砂锅，加适量水。先用小火煎煮15～20分钟，再放入红糖，待溶化即可。每日服2次，饮服量不限。

【功效】发散风寒、祛风镇痛。治风寒感冒，症见畏寒、无汗、身体疼痛等。如伴有咳嗽痰盛可加入陈皮10克。

青龙白虎

【组方】橄榄5枚，白萝卜200克。

【制法】将白萝卜洗净，切成小块，放入橄榄共煮成汤。每日服3次，饮服量不限。

【功效】清热解毒。治流行性感冒、白喉等。

西瓜番茄汁治感冒

【组方】西瓜、番茄各适量。

【制法】取西瓜瓤去子，用纱布挤出汁液。番茄先用沸水烫，剥皮除籽，也用纱布挤出汁液。将两种汁液混合，代茶饮用。

【功效】清热解毒、祛暑化湿。治夏季感冒，症见发热、口渴、烦躁、小便灼热、消化不良等。

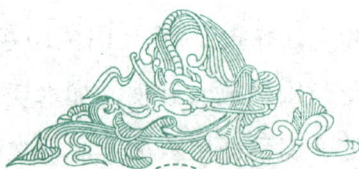

2

咳嗽

白茅根桔梗止咳祛痰

【组方】白茅根60克，桔梗9克。

【制法】水煎服。

【功效】止咳祛痰、宣肺排脓。用于上呼吸道感染引起的咳嗽。

芹菜根陈皮治疗咳嗽痰喘

【组方】芹菜根1把，陈皮9克，饴糖30克。

【制法】将饴糖放入锅化开，再将芹菜根和陈皮炒微焦，加水煮，将药汁和饴糖同时服用。

【功效】止咳祛痰。治疗咳嗽痰喘。

百部杏仁治疗慢性咳嗽

【组方】百部60克，杏仁120克。

【制法】将百部和杏仁研成末，炼蜜做成丸子大小，温开水送服，每次6～9克，每日3次。

【功效】用于慢性支气管炎咳嗽。

萝卜荸荠治疗咳嗽

【组方】萝卜、荸荠各适量。

【制法】将萝卜和荸荠洗净取汁，各60克，炖温服。

【功效】清热解毒、润燥化痰。治肺热咳嗽、咳黄浓痰、口渴。

桑叶治疗肺热咳嗽

【组方】嫩桑树枝及叶各60克。

【制法】水煎服，每日1次，连服数日。

【功效】发散风热、清肺止咳。用于风热乘肺引起的咳嗽气喘、身热引饮。

松子仁、核桃仁治疗燥咳

【组方】松子仁、核桃仁各30克，白蜜15克。

【制法】将松子仁、核桃仁捣和成糊，和白蜜搅拌均匀，饭后白开水冲服，每次6克。

【功效】润肺通便、敛肺定喘。用于燥咳、喘咳。

百合款冬花治疗干咳、燥咳

【组方】百合60克，款冬花15克，冰糖60克。

【制法】水煎，空腹服用。如用红糖代替冰糖，用来治疗支气管炎咳嗽。

【功效】养阴润肺。治疗干咳、燥咳、咽干喉痛、久咳不愈、肺结核咳嗽等。

蚱蜢治疗肺肾虚咳喘

【组方】蚱蜢适量。

【制法】将蚱蜢去头足，焙干研末，每日服2次，每次6克。

【功效】滋补强壮、止咳平喘。用于肺肾虚咳嗽、支气管哮喘。

五味子鸡蛋治疗肺虚咳嗽

【组方】五味子60克，无菌鸡蛋2个、白糖90克。

【制法】将五味子和无菌鸡蛋用水浸泡1昼夜，取出鸡蛋生喝；并把剩余的药汁及五味子煎至1小碗，放入90克白糖，温服。

【功效】敛肺滋肾。治疗久咳。

胡椒外用于治疗寒咳、久咳

【组方】胡椒10粒，膏药1张。

【制法】将胡椒研成细末，撒在膏药上贴肺俞穴。

【功效】治疗久咳、咳稀痰、薄白。

黑木耳冰糖治疗慢性咳嗽

【组方】黑木耳、冰糖各取9克。

【制法】开水炖服，每日1剂。

【功效】用于肺燥阴虚引起的慢性咳嗽、痰少、咽干。

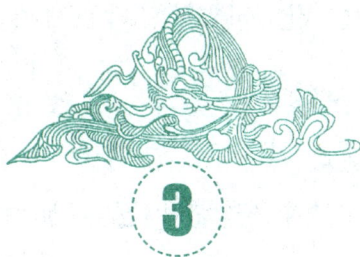

3

百日咳

向日葵花治疗百日咳

【组方】向日葵花12克，冰糖适量。

【制法】将向日葵花加适量冰糖炖服。

【功效】解痉平喘，治疗由百日咳引起的痉咳。

鲜慈姑治疗百日咳

【组方】鲜慈姑适量。

【制法】将鲜慈姑榨汁加入少量米汤，在饭锅上放冰糖蒸熟成糊状，给小孩吃，服数次即效果明显。

【功效】清热解毒，治疗百日咳。

核桃梨冰糖治疗百日咳

【组方】核桃仁30克，雪梨150克，冰糖15克。

【制法】将核桃仁捣碎，梨去皮核，捣烂加水煮成汁，分3～4次口服。

【功效】敛肺定喘、润肺止咳，治疗百日咳。

马兜铃治疗百日咳

【组方】生马兜铃30克。

【制法】用瓦焙焦研成细末，红糖120克，加少许水拌匀，每日3次口服。小儿患者按年龄大小酌量增减。

【功效】清肺降气、化痰止咳，治疗百日咳。

旋覆花治疗百日咳

【组方】旋覆花适量。

【制法】将旋覆花洗净，连茎叶绞烂，加少许白糖温水冲服，每日服3~4次，每次2匙，连服4~5天。

【功效】消痰行水、降气止咳。治疗百日咳引起的气逆喘咳。

蚰蜒治疗百日咳

【组方】蚰蜒2~3条。

【制法】将蚰蜒洗净，加10克白糖，放入锅用水煎煮，取汁去渣，早晨让患儿热服。

【功效】治疗百日咳。

蜂房治疗百日咳

【组方】蜂房1个，冰糖30克。

【制法】先用开水泡4~5遍（无红汤为好），再用清水漂多次，然后用纱布包好，加两碗水，水煮沸数次后放入30克冰糖再煎煮，取汁温服。或将蜂房洗净焙干，研末，每日冲服3次，每次1~5克。

【功效】解毒、祛风。治疗百日咳及久咳。

蚱蜢治疗百日咳

【组方】蚱蜢3~6只。

【制法】取金黄色的活蚱蜢（青色蚱蜢含小毒，忌服），在新瓦上焙干，1杯半水煎至半杯，饭前服。5岁以下儿童每次服3只；5~10岁儿童每次服6只，隔天服1次。

【功效】止咳平喘、止痉解毒。治疗百日咳。

大蒜治疗百日咳

【组方】去皮大蒜30克，白糖适量。

【制法】将大蒜捣成蒜泥，放入白糖，加300毫升开水。搅匀澄清，取澄清液另放待服。每日服3～4次。

【功效】消食理气、抗菌，治疗百日咳。

百合治疗百日咳

【组方】炙百合12克。

【制法】每日1次，水煎服。或用百合30克，红糖15克，水煎服，连服3天。

【功效】养阴润肺、止咳平喘、安心养神，治疗百日咳。

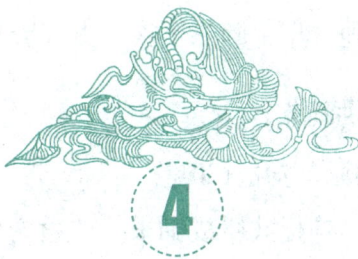

4

哮喘

小丝瓜化痰止喘

【组方】小丝瓜数根连蒂。

【制法】小丝瓜切断，放入砂锅煮烂，取汁服。

【功效】清热解毒、化痰止喘，多用于治疗气管炎咳嗽痰喘。

白萝卜治疗哮喘

【组方】白萝卜适量。

【制法】将白萝卜切碎取汁1碗，加少许红糖煎服。

【功效】清肺除痰、下气宽中，治疗哮喘、支气管炎。

蚯蚓解毒平喘

【组方】活蚯蚓100条左右。

【制法】将蚯蚓剖开洗净，焙干研末，冲酒服用。每日服2次，每次3～6克。

【功效】清热解毒、平喘、定惊。用于治疗支气管哮喘。

无花果清肺热平喘

【组方】鲜无花果适量。

【制法】将无花果捣汁取半杯，开水冲服，每日服1次，以症状缓解为准。

【功效】清热润肺。用于肺热干咳、支气管炎、哮喘。

百合枸杞治疗哮喘

【组方】百合500克，枸杞120克。

【制法】将百合、枸杞共研成细末，炼白蜜成丸，如梧桐子大，温开水送服，每次服9克。

【功效】养阴润肠、清心养神。用于干咳少痰、心神烦躁的燥热性哮喘。

瓜蒌胡椒治疗哮喘

【组方】瓜蒌1个，胡椒7粒，蜂蜜适量，米汤适量。

【制法】将瓜蒌和胡椒焙干，共研成末，以蜂蜜适量调匀，米汤服用。每日服2次，每次服3克。

【功效】理气宽胸、清热化痰。用于治疗咳嗽且痰多的哮喘。

白芥子凤仙花根外贴治疗寒性哮喘

【组方】白芥子90克，凤仙花根150克，轻粉6克。

【制法】将上药共熬成膏状，贴脊椎1～5处。或用凤仙花水煎取浓汁，趁热蘸汁在背上用力搓洗，浓汁凉后加热，擦至背部发热为止。或用鲜白芥子少许，研成细末，取少许，蜜调或水调，涂布上，贴背部肺俞穴，3小时后可揭掉。

【功效】用于寒性哮喘痰清稀、不发热者。伴有黄痰、发热症状的热喘者忌用。

麻黄姜外敷治疗哮喘

【组方】麻黄、老姜、面粉各120克。

【制法】麻黄研末，老姜捣烂，与面粉一起加酒炒热，包熨背部。

【功效】治疗哮喘。

白果治疗哮喘

【组方】白果9～12克。

【制法】将白果微炒后去壳，加水煮熟，放少许砂糖或蜂蜜，连汤食用。

【功效】止咳平喘、止痉解毒。治疗百日咳。

灵芝糖浆治疗哮喘

【组方】灵芝50克，黑糖浆500毫升。

【制法】将切碎的灵芝同黑糖浆一起加热烧开，过滤冷却，温开水送服。每日服3次，每次10～15毫升。

【功效】益气，适用于单纯性顽固性哮喘。

核桃杏仁治疗哮喘

【组方】核桃仁2枚，杏仁9克，瓜子仁60克，蒜头梗1根。

【制法】水煎服，每日1剂。

【功效】敛肺定喘，用于支气管哮喘。

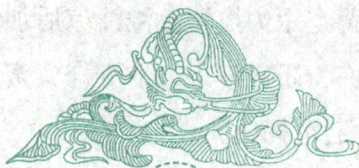

支气管炎

桑叶杏仁治疗慢性支气管炎

【组方】桑叶15克，杏仁9克，冰糖9克。

【制法】将上药加水300毫升煮至100毫升，趁热服用，每日1剂。

【功效】祛风散热、止咳化痰，治疗慢性气管炎。

白皮松塔治疗慢性支气管炎

【组方】白皮松塔60克。

【制法】将白皮松塔洗净加水1000毫升，煮至600毫升取汁服用，每日1剂，分2次饭后服完。

【功效】治疗慢性支气管炎。

四仁粳米粥治疗慢性支气管炎

【组方】花生仁、甜杏仁、核桃仁、白果仁各20克，粳米100克。

【制法】加适量水煮粥，调味后分服。

【功效】清肺降气，治疗慢性气管炎痰燥、痰少者。

黄芪母鸡汤治疗慢性支气管炎

【组方】黄芪30克，母鸡1只，冬虫夏草20克。

【制法】将上药加适量水用小火煮熟，早、晚分次服用。

【功效】益气固表，治疗慢性支气管炎，久年不愈者。

斑蝥治疗慢性支气管炎

【组方】斑蝥10克，凡士林、雄黄各少许。

【制法】将斑蝥去头和翅，取绿豆大小的药膏贴在天突穴，再将胶布剪成1厘米左右的小块，中间留一小孔，贴在穴位上，以保护周围的皮肤。1～2天后，穴位处皮肤起小疱，将药膏揭掉，并涂上甲紫药水。每年立冬前使用效果更佳，每10天贴1次，连续贴3次为1个疗程。

【功效】治疗慢性支气管炎。

糖醋蒜治疗慢性支气管炎

【组方】紫皮大蒜250克，红糖、醋各适量。

【制法】将大蒜去皮捣碎，与红糖和醋浸泡7天，每日服3次，每次1匙。

【功效】治疗慢性支气管炎。

金银花冬瓜皮汤治疗慢性支气管炎

【组方】金银花、冬瓜皮各30克。

【制法】水煎2次，每次用水400毫升，煎半小时，将两次煎的汁液放一起，加些白糖当茶饮。

【功效】适用于老年人支气管炎咳嗽，急性肾炎水肿。

马兰汤治疗慢性支气管炎

【组方】马兰嫩茎叶200克，冰糖适量。

【制法】取马兰嫩茎叶加清水400毫升，大火烧开，加入冰糖煮片刻，分2次食菜喝汤。

【功效】适用于慢性支气管炎咳喘、咽喉肿痛。

嫩油菜心治疗慢性支气管炎

【组方】嫩油菜心100克，冰糖适量。

【制法】将嫩油菜心洗净，加冰糖放到碗中，放适量清水，隔水蒸熟。

【功效】适用于肺热咳喘。

苦杏仁冰糖治疗慢性支气管炎

【组方】带皮苦杏仁、冰糖适量。

【制法】将苦杏仁、冰糖捣碎，搅拌均匀，做成杏仁糖，早、晚各服9克，10天为1个疗程。

【功效】降气祛痰、止咳、平喘。用于老年慢性支气管炎、咳嗽、痰喘等症。

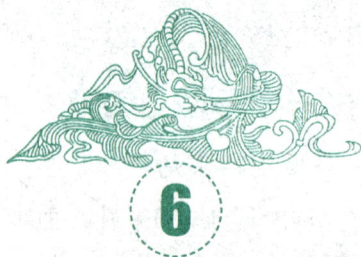

6

肺脓肿

冬苋菜薏苡仁汤治疗肺脓肿

【组方】冬苋菜150克切碎，薏苡仁100克。

【制法】将薏苡仁加水800毫升大火烧开后以小火熬至酥烂时，放入冬苋菜和白糖，煮至菜熟成粥。每日食粥。孕妇慎用。

【功效】健脾利湿、清热排脓，用于治疗肺脓肿。

醋煎紫皮蒜治疗肺脓肿

【组方】醋100毫升，紫皮大蒜50克。

【制法】将蒜去皮捣烂，加醋煎10分钟，饭后服用，每日服2次。

【功效】消炎、排脓、杀菌。用于治疗肺脓肿、肺癌咯脓血。

猪肺薏苡仁汤治疗肺脓肿

【组方】猪肺1具，薏苡仁100克。

【制法】将猪肺切成小块，加入薏苡仁兑清水800毫升，烧开后撇去浮沫，放入姜片、化开的猪油和精盐，小火炖至酥烂，放少许味精，分2～3次连汤趁热食用。

【功效】治疗肺脓肿、咯吐脓血、腥臭、喉痹痈肿、肠痈下血。

鱼腥草花椒治疗肺脓肿

【组方】鱼腥草750克，花椒6克，鸭蛋4个。

【制法】将鱼腥草切碎，与鸭蛋、花椒拌匀，用猪油煎成块，连服20～30天。

【功效】排脓、清热解毒。用于治疗肺脓肿。

野菊花土牛膝治疗肺脓肿

【组方】野菊花15克，土牛膝9克。

【制法】将野菊花和土牛膝用水煎服。

【功效】清热解毒。治疗肺脓肿。

蜂房蜂蜜治疗肺脓肿

【组方】蜂房1个，白蜜适量。

【制法】将蜂房洗净晾干，在蜂房内灌上白蜜，放入砂锅，将蜂房和蜜炒至黄色，研为末，开水送服，每次服9克。

【功效】祛风攻毒、散肿镇痛。治疗肺脓肿。

鲜芦根冬瓜子水治疗肺痈

【组方】鲜芦根、冬瓜子各90克。

【制法】水煎服。

【功效】利湿排脓，清肺热化痰。治疗肺脓肿、咳吐脓痰。

白及治疗肺痈

【组方】白及10克，鸡蛋2个。

【制法】将白及焙干研末，放入鸡蛋拌匀，用香油煎食，无须加盐，每日1剂，连服10剂。

【功效】敛肺止血、生肌镇痛。治疗肺脓肿。

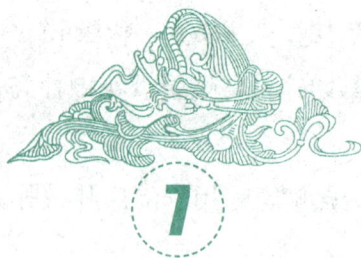

7

小儿发热

蚯蚓蒸冰糖治疗高热不退

【组方】大活蚯蚓2条。

【制法】将蚯蚓剖开，洗净泥沙，放入瓷碗，加冰糖和200毫升水，盖好，隔水蒸熟，捞出蚯蚓。分1～2次趁热喝汤。

【功效】适用于小儿高热不退。

鸡蛋绿豆饼外贴治疗小儿高热

【组方】绿豆125克，鸡蛋数个。

【制法】绿豆研成粉，炒热，加蛋清拌匀，捏成小饼贴胸部，3岁左右患儿敷30分钟，周岁以下的患儿敷15分钟。

【功效】治疗小儿发热。

蛋清敷五心退热

【组方】鸡蛋清适量。

【制法】用一束头发蘸蛋清反复搓患儿足底、手心、肚脐周围、胸部、背部，以保持体表蛋清不凝固为好，涂搓完，用干净布或手纸将蛋清抹掉。

【功效】用于小儿退热，一般患儿体温在15分钟左右降至正常。

吴茱萸明矾醋糊退热

【组方】吴茱萸10克，明矾3克，面粉6克，醋适量。

【制法】将两味研成细末，与面粉拌匀，再用醋调成糊，敷于患儿两足心涌泉穴。

【功效】退热。适用于小儿高热不退而两足厥冷者。

黄瓜叶白糖退热

【组方】鲜黄瓜叶1000克，白糖500克。

【制法】将鲜黄瓜叶洗净煮1小时，去渣以小火熬，浓缩至将要干锅时停火，冷却后加入白糖拌匀晒干，捣碎装瓶备用。每次10克，开水冲服，每日3次。

【功效】退热，用于小儿发热。

茭白子炒麦芽退热

【组方】茭白子、大麦芽各15克。

【制法】将茭白子和大麦芽炒焦，水煮去渣，1天服用2~3次。

【功效】用于小儿退热。

空心菜荸荠退热

【组方】空心菜500克，荸荠500克。

【制法】水煎服，代茶饮用。

【功效】用于小儿发热。

竹沥退热

【组方】竹沥50毫升。

【制法】将竹沥煮开数次，1次服完，每日2～3次。

【功效】用于小儿发热。

瓜皮白茅根退热

【组方】西瓜皮100克，白茅根30克。

【制法】水煎服，每日2～3次。

【功效】清热凉血。用于小儿发热。

柴胡野菊花退热

【组方】柴胡12克，野菊花10克。

【制法】水煎服，每日2次。

【功效】用于小儿发热。

白糖黄瓜汁退热

【组方】生黄瓜3根，白糖20克。

【制法】将生黄瓜切碎取汁，溶化白糖后口服，每日2次。

【功效】用于小儿发热。

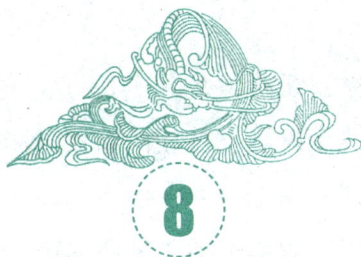

8

小儿感冒

三根汤

【组方】大白菜根3个，芦根15克，大葱根7个，白糖适量。

【制法】将大白菜根洗净切片，芦根、大葱根洗净，共置锅内，加水煮沸15分钟，取汁去渣，放入白糖即可。每日1剂，连服3～5天。

【功效】辛凉解表。适用于小儿风热感冒，症状为发热、头痛、鼻塞、流涕、咳嗽、恶风有汗、痰稠色白或黄等。

番茄西瓜茶

【组方】番茄（西红柿）、西瓜肉各250克。

【制法】将两味洗净，取汁拌匀，代茶饮用。每日1剂。

【功效】清热利湿，解暑除烦。适用于小儿暑热感冒，症状为高热无汗、头痛、鼻塞流涕、身重困倦、胸闷泛恶、食欲不振或呕吐、腹泻等。

橄榄萝卜茶

【组方】鲜橄榄30克，生萝卜250克。

【制法】将两味洗净捣碎，水煮取汁，代茶饮用。每日1剂，连服5～7天。

【功效】清热解毒。适用于小儿流行性感冒，症状为突发高热、头痛、全身酸痛、乏力及呼吸道炎症等。

姜糖茶

【组方】生姜15克，红糖20克。

【制法】将生姜洗净捣烂，与红糖同放到杯中，开水冲泡，代茶饮用。每日2剂。

【功效】辛温解表。适用于小儿风寒感冒，症状为发热恶寒、头痛、鼻塞、流涕、无汗、咳嗽、口不渴等。

葱须白菜根汤

【组方】葱须6克，白菜根1个，香菜根15克，红糖适量。

【制法】将葱须、白菜根洗净，香菜根洗净切片，共置入锅，加水煮沸15分钟，取汁去渣，放入红糖，趁热饮服，盖被出汗。每日1剂，连服3天。

【功效】通阳开窍，利水化痰。适用于小儿风寒感冒初起，症状为发热、畏寒、头痛、骨节疼痛、鼻塞、流清涕等。

葱白豆豉汤

【组方】葱白3~4根，淡豆豉20克，白糖适量。

【制法】水煎服。每日1剂，连服2~3天。

【功效】通阳开窍、祛风活络、解毒镇痛。适用于初期小儿风寒感冒。

姜蒜红糖茶

【组方】生姜10~15克，青大蒜头10克，红糖25克。

【制法】将两味洗净捣烂，与红糖同放到杯中，用开水冲泡，代茶饮用。每日1剂。

【功效】宣肺解毒。适用于小儿流行性感冒。

生姜桑叶茶

【组方】生姜5克，桑叶9克，西河柳15克。

【制法】将三味共制成粗末，放到杯中，用开水冲泡，代茶饮用。每日1剂。

【功效】疏风散热。适用于小儿风热感冒。

萝卜葱白

【组方】萝卜1个，葱白6根，生姜15克。

【制法】用水3碗先将萝卜煮熟，再放葱白、姜煮剩汤1碗。连渣一次服。

【功效】宣肺解表、化痰止咳。治风寒咳嗽，痰多为泡沫状、伴畏寒、身倦酸痛等症。

红糖姜枣汤治伤风咳嗽

【组方】红糖30克，鲜姜15克，大枣30克。

【制法】以水3碗煎至过半，顿服，服后出微汗即愈。

【功效】祛风散寒。治伤风咳嗽、胃寒刺痛、产后受寒腹泻、恶阴等。

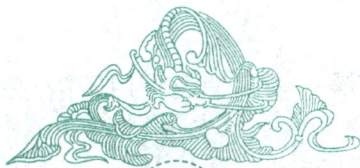

9

小儿咳喘

藕汁蜜糖露治小儿咳嗽

【组方】鲜藕汁250克，蜂蜜50克。

【制法】将鲜藕洗净，捣烂榨汁，加入蜂蜜调均匀。分5次服用，连用数天。

【功效】止咳祛痰、清热润燥、凉血。用于治疗小儿肺热咳嗽、咽干咽痛、血热鼻衄。

梨粥清热降火祛肺热咳嗽

【组方】鸭梨3个，大米粥50克。

【制法】将鸭梨洗净，加适量水煮半小时，捞出梨渣不用，加入米粥。趁热食用。

【功效】润肺清心、消痰降火。

大梨麻黄治百日咳

【组方】梨1个，麻黄0.5克。

【制法】将梨洗净挖去核，放入麻黄，蒸熟，去麻黄。吃梨喝汁，分2次服完。

【功效】润肺止咳。

大蒜汁治小儿久咳不止

【组方】大蒜头20克，蜂蜜15克。

【制法】将大蒜去皮捣烂，用一杯开水浸泡，凉后再煮1小时。取汁调蜂蜜引服。

【功效】清热润燥、杀菌消炎，用于治疗小儿久咳不止、夜不能寐。

大蒜治小儿百日咳

【组方】大蒜60克，白糖适量。

【制法】将大蒜去皮切碎，加300毫升冷开水，浸泡10小时，滤取清液加少许白糖。5岁以上儿童每次服15毫升，5岁以下儿童减半，每2小时服用1次。

【功效】止咳祛痰。

牛胆汁治百日咳

【组方】新鲜牛胆汁。

【制法】取鲜牛胆汁上锅蒸干，研成粉末，然后将牛胆粉240克、淀粉240克、白糖520克混合成粉剂。2岁以下患儿每日服0.5~1克，2~5岁患儿服1~1.5克，5岁以上患儿服1.5~2克，分2~3次服，同时配合对症治疗。

【功效】用于治疗小儿百日咳。

杏仁冰糖治百日咳

【组方】杏仁5克（去皮和杏仁尖），冰糖5克。

【制法】共捣烂分成2份，用开水冲服，早、晚各1次。7~8岁儿童每日10克杏仁，分2次服用。一般1周左右即愈。

【功效】温肺散寒，镇咳祛痰。

猪胆治百日咳

【组方】猪胆汁（1个胆的量）。

【制法】将胆汁放到铁锅中小火熬4小时，取出研末，加炒熟的少许面粉，分成14包，早、晚各服1包，7天服完。1岁以下患儿服0.5克，1~2岁患儿服1.5克，2岁以上患儿量酌情增加。

【功效】止咳祛痰。

鸡蛋加蜂蜜治小儿支气管哮喘

【组方】鸡蛋1~2个，蜂蜜1~2汤匙。

【制法】将鸡蛋去壳，在油锅内煎熟，趁热加蜂蜜，即食。

【功效】滋阴养血，清热润燥。

冰糖杏仁汤治气喘

【组方】冰糖30克，杏仁15克。

【制法】煎汤。日服2次，分早、晚服。

【功效】补肺虚，止咳喘。

图书在版编目（CIP）数据

图解内经养肺经 / 朱晓琳主编 . -- 北京：中国科
学技术出版社 , 2025. 6. -- ISBN 978-7-5236-1235-4

Ⅰ . R221-64；R256.1-64

中国国家版本馆 CIP 数据核字第 2025HT0419 号

策划编辑	卢紫晔　崔小荣
责任编辑	史朋飞
装帧设计	北京文峰天下图书有限公司
责任校对	张晓莉
责任印制	李晓霖

出　　版	中国科学技术出版社
发　　行	中国科学技术出版社有限公司
地　　址	北京市海淀区中关村南大街 16 号
邮　　编	100081
发行电话	010-62173865
传　　真	010-62173081
网　　址	http://www.cspbooks.com.cn

开　　本	710mm×1000mm　1/16
字　　数	218 千字
印　　张	14.5
版　　次	2025 年 6 月第 1 版
印　　次	2025 年 6 月第 1 次印刷
印　　刷	北京兰星球彩色印刷有限公司
书　　号	ISBN 978-7-5236-1235-4 / R·3424
定　　价	98.00 元

（凡购买本社图书，如有缺页、倒页、脱页者，本社销售中心负责调换）